Frank Kinslow
Eu-Gefühl™!

Reihe *Quantum Entrainment*®

Bücher:

- Frank Kinslow: *Quantenheilung*
- Frank Kinslow: *Quantenheilung erleben*
- Frank Kinslow: *Suche nichts – finde alles!*
- Frank Kinslow: *Quantenheilung-Taschenkalender 2012*
- Frank Kinslow: *Eu-Gefühl™!*

Audio-CDs:

- Frank Kinslow: *Quantenheilung – Das Hörbuch*
- Frank Kinslow: *Quantenheilung – Meditationen und Übungen*
- Frank Kinslow: *Quantenheilung im Alltag 1*
- Frank Kinslow: *Quantenheilung im Alltag 2*

DVD:

- Frank Kinslow: *Quantenheilung LIVE*

Frank Kinslow

Eu-Gefühl™!

Quantenheilung für ein erfülltes Leben

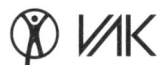

VAK Verlags GmbH
Kirchzarten bei Freiburg

Titel der amerikanischen Originalausgabe:
Eufeeling™!
© Frank Kinslow, 2011
Erschienen bei Hay House, Inc., Sarasota (Florida)

Quantum Entrainment® ist eine registrierte Marke von Frank Kinslow
und der VAK Verlags GmbH. QE™, Eu-Gefühl™, Eufeeling™ und
QE-Intention™ sind Benutzungsmarken von Frank Kinslow und der
VAK Verlags GmbH und zur Registrierung angemeldet. Alle Marken
dürfen nur mit Genehmigung der VAK Verlags GmbH benutzt werden.

Bibliografische Information der Deutschen Nationalbibliothek

Die Deutsche Nationalbibliothek verzeichnet diese Publikation in
der Deutschen Nationalbibliografie; detaillierte bibliografische
Daten sind im Internet über http://dnb.d-nb.de abrufbar.

VAK Verlags GmbH
Eschbachstraße 5
79199 Kirchzarten
Deutschland
www.vakverlag.de

2., aktualisierte Auflage: 2011
© VAK Verlags GmbH, Kirchzarten bei Freiburg 2011
Abbildungen: Martina Kinslow
Übersetzung: Beate Brandt
Lektorat: Norbert Gehlen
Layout: Karl-Heinz Mundinger, VAK
Umschlagdesign: Sabine Fuchs / fuchs_design, München
Gesamtherstellung: CPI books GmbH, Leck
Printed in Germany
ISBN: 978-3-86731-082-6

Inhalt

Für alle Transcender dieser Welt

(Sie selbst wissen,
wer mit diesem Namen gemeint ist.)

Vorwort

Dieses Buch richtet sich an Leser, die den Quantum-Entrainment®-Prozess (QE™) bereits kennen, und an solche, die zum ersten Mal mit ihm in Berührung kommen. Wenn Sie QE aus einem meiner anderen Bücher kennen, werden Sie zu Beginn einiges lesen, was Ihnen bekannt vorkommt. Das lässt sich leider nicht vermeiden, wenn wir auch Neueinsteigern ermöglichen wollen, die wundervollen Wirkungen dieser einzigartigen Technik kennenzulernen und in ihr Leben zu integrieren. Ich bin aber überzeugt, dass auch erfahrene QE-Anwender hier neue Einsichten, Beispiele und Erkenntnisse finden werden, die mehr sind als nur eine „Entschädigung" für das Wiederholen der grundlegenden Prinzipien.

Im zweiten Teil des Buches lernen Sie *QE-Intention™* kennen. Dabei handelt es sich um eine eindrucksvolle neue Technik, die auf einer Art „Geheimlehre" beruht, die vor mehr als 4 000 Jahren im alten Indien praktiziert wurde und auf Sanskrit *Ritam Bhara Pragya* heißt. Wenn man sie wirklich begriffen und durchdrungen hat, ruft diese Lehre einen so tiefen Grad an Bewusstheit hervor, dass man mit absoluter Klarheit die „Samen" der Schöpfung erkennen kann. Aber bevor Sie sich jetzt unnötige Sorgen machen: *QE-Intention* ist im Grunde ein einfaches Verfahren, es kann von jedem und jeder von Ihnen eingesetzt werden. Mein Buch zeigt Ihnen, wie Sie mithilfe des Bewusstseins, das Sie gerade verwenden, um diese Zeilen zu lesen, Ihre eigenen „Samen" für mehr Gesundheit, erfüllte Beziehungen, finanzielle Sicherheit oder andere Dinge, die Sie sich für Ihr Leben wünschen, pflanzen können. *QE-Intention* kann von jedem Menschen in jeder Situation eingesetzt werden und stellt einen Quantensprung für all jene dar, die bereits mit Intentionen arbeiten.

Ich verspreche Ihnen, dass dieses Buch Ihnen – egal, ob Sie bereits erfahrene QE-Anwender oder neugierige Einsteiger sind – neue Einsichten und Erfahrungen (Übungen) bietet, die Ihr Leben lebendiger, erfüllter und freudvoller machen. Schön, dass Sie dabei sind – willkommen an Bord!

Liebe & Lachen

Frank Kinslow

Sarasota (Florida), Januar 2011

1. Der Punkt

*Große Zweifel führen am Ende
zu einem großen Erwachen.*

Han Yong-un

Erfahrung: Mit der Zungenspitze wahrnehmen

Legen Sie Ihre Zungenspitze an den Übergang zwischen Ihrem Zahnfleisch und den oberen Vorderzähnen.

Lassen Sie sie sanft dort ruhen und achten Sie genau darauf, was Sie alles an der Stelle spüren, an der die Zunge auf das Zahnfleisch und die Zähne trifft. Nehmen Sie es einfach ganz ruhig wahr.

Was fühlt sich glatter an – Zahnfleisch oder Zähne? Was ist rauer?

Nehmen Sie den Speichel zwischen Ihrer Zunge, den Zähnen und dem Zahnfleisch wahr.

Achten Sie darauf, wie viel Druck Ihre Zunge auf Ihr Zahnfleisch und Ihre Zähne ausübt.

Können Sie die Muskeln in Ihrer Zunge spüren? Ist Ihre Zunge entspannt?

Nehmen Sie rund 15 bis 20 Sekunden lang alles wahr, was Sie dort spüren, wo Zunge, Zähne und Zahnfleisch einander berühren.

Nehmen Sie nun wahr, wie Sie sich ganz allgemein in Ihrem Körper fühlen. Sie werden bemerken, dass er sich entspannter anfühlt als vor dieser Erfahrung. [Frank Kinslow schreibt hier bewusst „Erfahrung" statt „Übung", um die Mühelosigkeit und Absichtslosigkeit zu betonen. Man soll hier nichts „einüben", sich erarbeiten – man *erlebt* es einfach. Nur in diesem Sinne verwenden wir in diesem Buch gelegentlich auch das im Deutschen geläufigere Wort „Übung". Anmerkung des Verlags]

Außerdem ist Ihr Geist wacher und gleichzeitig ruhiger. Wie ist das möglich? Auf welche Weise kann ein einfacher Vorgang wie das aufmerksame Wahrnehmen eines einzelnen Punktes in Ihrem Mund zu mehr Entspannung im Körper und zu mehr Klarheit und Ruhe im Kopf führen? Die Antwort auf diese Frage wird das Tor zu Gesundheit, Harmonie und materieller Fülle in Ihrem Leben weit aufstoßen. Um Ihnen das zu vermitteln, habe ich dieses Buch geschrieben.

Die gute Nachricht lautet, dass Sie bereits jetzt und hier alles haben, was Sie brauchen. Ob es Ihnen bewusst ist oder nicht – in diesem Moment, in dem Sie dasitzen und dieses Buch in den Händen halten, sind Perfektheit, Erfüllung und Zufriedenheit zum Greifen nah. Genau wie die Erfahrung mit der Zungenspitze Ihnen mühelos den Weg zu größerer Harmonie in Körper und Geist eröffnete, befinden Sie sich nun an einem Punkt in Ihrem Leben, an dem Sie ebenso mühelos Langeweile, Stress und Konflikte hinter sich lassen und in den friedlich dahinströmenden Fluss von Wohlstand und Wohlbefinden eintauchen können. Jeder kann seinen Mund und seine Zähne mit der Zunge erspüren, Millionen tun das jeden Tag. Aber nicht jeder tut es auf eine Weise, die die Harmonie von Körper und Geist steigert, wie Sie es vorhin getan haben. Jeder ist dazu in der Lage, jeder hat alles, was benötigt wird, nur wissen nicht alle Menschen um diesen einfachen Prozess, der Körper und Geist innerhalb von Sekunden zu einer stärkeren Einheit verbindet. Sie befinden sich sowohl im wörtlichen als auch im übertragenen Sinne an einem einmaligen Punkt in Ihrem Leben. Und um den Verlauf Ihres Lebens zu beeinflussen, müssen Sie nicht einmal Ihren bequemen Sessel verlassen. Das Buch, das Sie gerade in Händen halten, wird Ihr Bewusstsein zu inneren Schätzen führen, die nur darauf warten, entdeckt zu werden. Es ist sozusagen Ihre persönliche Schatzkarte, ihr Wegweiser. Genau wie bei der ersten kleinen Übung zu Beginn begleitet dieses Buch Sie auf jedem einzelnen Schritt des Weges. Es zeigt Ihnen, wo Sie die kostbaren Perlen von Frieden, Wohlergehen und konfliktfreiem Leben finden, die bereits in Ihrem Geist bereitliegen.

„Schön und gut", werden Sie vielleicht sagen, „ich fühle mich nach dieser Erfahrung tatsächlich friedlicher und entspannter. Trotzdem habe ich immer noch Geldsorgen und in meiner Partnerbeziehung läuft es auch nicht gerade gut. Inwieweit kann die Erfahrung mir helfen, die Miete zu zahlen oder meine Beziehung zu kitten?"

Gute Frage! Schön, dass Sie sie gestellt haben. Das Geheimnis liegt nämlich nicht etwa im Mund oder auf der Zunge, sondern vielmehr in der Art und Weise, wie unser Verstand diese wahrnimmt. Zumindest ist der Verstand der Ausgangspunkt, sozusagen der grundlegende Unruhestifter. Lassen Sie uns also zunächst einmal einen Blick darauf werfen, welchen Unfug der Verstand so treibt. Anschließend werden wir erfahren, wie wir Lösungen finden können, indem wir über den Verstand *hinausgehen*.

Wir wurden nämlich in die Irre geführt. Man hat uns weisgemacht, wir könnten unseren Verstand einsetzen, um unseren Verstand zu heilen. Das ist in etwa so, als würde man einen Dieb um Vorschläge bitten, wo man am besten sein Geld versteckt. Aber ein Verstand, der nicht in Ordnung ist, kann sich nicht selbst „reparieren". Es handelt sich hier um eine ganz besondere Art von geistiger „Erkrankung", die sich ihren Weg in alle Bereiche unseres Lebens gebahnt und viel Leid verursacht hat.

Was wir brauchen, ist eine Methode, aus dem Verstand „auszusteigen", uns umzusehen und dann mit vollem *Gewahrsein* wieder in den Verstand zurückzukehren. Denn es ist das Gewahrsein, das die Ruhe und den Frieden hervorruft, die Sie aus der Übung mit der Zungenspitze gewonnen haben. Wir müssen uns selbst und unser Leben von einer Warte aus betrachten, die sich dem manipulativen Einfluss unseres Verstandes entzieht. Wir müssen uns freimachen von den Auswirkungen schädlicher Gefühle und Vorurteile, den Fesseln von Scheinlogik und Desinformation, die all unsere Gedanken, Worte und Taten beeinflussen. Dazu können wir eine spezielle Form des Wahrnehmens wählen, die wir alle besitzen, jedoch selten benutzen.

Mein Buch zeigt Ihnen, wie Sie *dieses* Wahrnehmen in Ihr Leben holen können. Sie müssen nicht daran „glauben", denn dies hier geht über Glauben hinaus. Was Sie erlernen, ist eine wissenschaftlich erklärbare Technik, ebenso mühelos und selbstverständlich wie das Atmen, mit deren Hilfe Sie sich dem Griff des normalen Bewusstseins entwinden und in einen höheren Bewusstseinszustand gelangen. Dieser Bewusstseinszustand (den wir hier als *Gewahrsein* oder *Bewusstheit* bezeichnen) wirkt sich auf bemerkenswerte Weise verjüngend und kräftigend auf Körper und Geist aus. Aber das ist noch nicht alles.

Sobald Sie einmal gelernt haben, aus dem Verstand auszusteigen, erfahren Sie, wie Sie ihn mit einer neuen Sichtweise wieder betreten können. In diesem Moment ist es nicht mehr der Verstand, der *Sie* kontrolliert, sondern umgekehrt, Sie kontrollieren *ihn*. Oder besser gesagt, Sie werden gewahr werden, wie Ihr Verstand Ihnen bisher weisgemacht hat, dass das Leben ein ständiger Kampf sei. Mit dieser neu gewonnenen Klarheit brauchen Sie nur noch zuzusehen, wie solche gedanklichen Verzerrungen sich ganz von selbst auflösen – ein ausgesprochen spannender Vorgang. Aber QE hat Ihnen noch mehr zu bieten. Sobald Sie sich mit Ihrer neu entdeckten inneren Bewusstheit angefreundet und vertraut gemacht haben, ist es an der Zeit zu lernen, wie Sie sie zur Verbesserung Ihres „äußeren" Lebens einsetzen können. Sie haben richtig gelesen: Sie werden lernen, wie Sie Ihre emotionalen und materiellen Bedürfnisse erfüllen. Es ist die Zeit gekommen, Ihre tiefsten Wünsche und Träume wahr werden zu lassen – und natürlich auch Ihre oberflächlichsten und albernsten! Sie werden lernen, wie Sie sich *beide* Arten von Wünschen erfüllen können. Und Sie werden erleben, wie Sie Ihr destruktives Festhalten an Gefühlen sofort beenden und in Ruhe und Frieden zusehen können, wie die Kräfte der Schöpfung agieren, um Ihnen all das zu bringen, was Sie sich auf der materiellen Ebene erträumen.

Nun, wie sieht es aus? Glauben Sie, dass es sich lohnt, etwas Zeit zu investieren, um zu lernen, wie Sie die Probleme in Ihrem Leben überwinden? Sind Sie bereit, Körper und Geist so einzusetzen, wie es ursprünglich gedacht war, um nicht nur Ihr eigenes Leben leichter zu machen, sondern auch das Ihrer Freunde, Ihrer Familie und aller Menschen, die diesen Planeten bevölkern? Wenn ja, dann bleiben Sie ruhig sitzen und lassen Sie einfach zu, dass sich alles über die Kräfte der Erfüllung entfaltet. Lernen Sie, die Harmonie des Menschseins mit neuen Augen zu sehen. Lernen Sie die Perfektheit des Gegenwärtigen kennen, eine Wahrnehmung, die allen Menschen offen steht. Alles andere würde schließlich keinen Sinn ergeben, oder?

Kerngedanken von Kapitel 1

- Auf die richtige Weise aufmerksam zu sein, steigert die Harmonie von Körper und Geist.

- Ein Verstand, der nicht „in Ordnung" ist, kann sich nicht selbst „reparieren".

- Das Heraustreten aus dem Verstand befreit uns von abträglichen Gefühlen und Vorurteilen, von Scheinlogik und Fehlinformationen, die unsere Gedanken, Worte und Taten ständig beeinflussen.

- Mit einem *klaren* Verstand ist es ganz einfach, Wünsche zu erfüllen.

- Sie können Ihre Welt verändern, ohne von Ihrem Stuhl aufzustehen.

2. Wieder nach Hause finden

*Es ist gänzlich verkehrt und äußerst willkürlich, das
gesamte Spielen und Lernen in die Kindheit zu
verlegen, die gesamte Arbeit ins mittlere Lebensalter
und alles Bedauern ins höhere Alter.*

Margaret Mead

Erinnern Sie sich daran, wie es war, als Sie noch klein waren? Wissen Sie noch, wie Ihr bester Freund ein Stofftier war, dem Sie vertrauten und das Sie von ganzem Herzen liebten? Ganze Stunden konnten Sie selbstvergessen damit zubringen, Ihren Puppen und Stofftieren imaginären Tee zu servieren, mit Ihren neuen knallroten Gummistiefeln durch Pfützen zu laufen oder das Kitzeln im Bauch zu genießen, wenn Sie auf der Schaukel immer höher in den Himmel hinaufflogen. Als Kind konnten die einfachsten Dinge und Ereignisse Sie zum Staunen bringen. Eine Ameise oder ein Apfelkern, farbig glitzernde Adern eines abgebrochenen Steins – ganz gleich, was Sie gerade in seinen Bann zog, Sie gingen voller Frieden, Freude und innerer Zufriedenheit ganz darin auf. Sie waren einfach nur Sie selbst und es fühlte sich rundum gut an.

Wie oft spüren Sie im Vergleich dazu heute die Freude, einfach nur ein Mensch zu sein? Haben Sie Ihre Kindheitserinnerungen in den tiefsten Tiefen Ihres Erwachsenenverstandes vergraben? Und wenn Sie sie heute hervorkramten, wären es dann nur einzelne Puzzleteile auf einem verstaubten Regalbrett, gleich neben dem längst vergessenen Puppenservice?

Nun, Sie können zwar Ihre Kindheit nicht zurückholen, wohl aber die Freude und die Spannung, die damals zu Ihren ständigen Begleitern zählten. Weder haben Sie sich von ihnen abgewendet, noch stehen diese Gefühle Ihnen nicht mehr zur Verfügung. Die Liebe, die sich wie ein roter Faden durch Ihre Kindheit zog, lebt in Ihnen weiter fort. Das ist meine Botschaft an Sie und der Grund, warum ich dieses Buch schreibe. Irgendwo auf Ihrem Weg tauschten Sie Stofftiere und rote Gummistiefel ein gegen eine Ausbildung, einen sicheren Arbeitsplatz und Ihre Rolle als ordentliches Mitglied der Gesellschaft. Scheinbar auf der Strecke blieben dabei die Spontaneität und Schönheit der magischen Jahre der Kindheit. In Wirklichkeit jedoch sind Sie nur einen Herzschlag davon entfernt.

Das Leben als Wunder zu sehen, das ist kein Phänomen, das allein auf die Kindheit beschränkt ist. Vielleicht haben Sie schon einmal einen Hauch der allen Menschen innewohnenden Ehrfurcht vor dem Leben erhascht, als Sie in einen klaren, sternenübersäten Nachthimmel blickten oder die Verletzlichkeit eines Neugeborenen spürten, das an der Brust der Mutter ruhte. Freude, Liebe und Friede sind stets greifbar und vorhanden. Sie haben dann einfach nur für einen Moment Ihre Aufmerksamkeit den *wichtigeren* Dingen des Lebens gewidmet. Die gute Nachricht ist, dass Ihre Rückkehr zur Kindheit nicht bedeutet, dass Sie alles abgeben müssten, was Sie als Erwachsener erreicht haben. Im Gegenteil – Sie können beides auf einmal haben! Mit dem richtigen Ansatz wird die systematische Vorgehensweise des Erwachsenen durch die Spontaneität, die ein Merkmal der Kindheit ist, auf mannigfaltige Weise bereichert.

Wir müssen uns nicht für eine der beiden Alternativen entscheiden, müssen unsere innere Freude nicht opfern, um äußere Sicherheit zu erlangen. In der Regel haben wir einfach nur ein falsches Bild davon, was Erwachsensein bedeutet. Wir hören zu früh mit dem Wachsen auf! Denn das, was wir normalerweise als erwachsenes Verhalten zeigen, ist immer noch schrecklich unreif.

Das Erwachsensein, wie wir es heute kennen, ist eher eine verlängerte Pubertät. Jugendliche halten sich meist für erwachsener, als sie es ihrer Erfahrung und ihrem Wissensstand nach sind. Aus diesem Grund haben sie dieses Aufbegehrende an sich und sie stellen oftmals sowohl für sich als auch für andere eine Gefährdung dar. Wenn man es genauer betrachtet, verhalten sich die meisten Erwachsenen allerdings noch destruktiver und gefährlicher, denn sie haben mehr Macht, im Namen des Fortschritts die Erde zu verschmutzen und ihre Ressourcen zu plündern. So gesehen wird schnell klar, dass unsere Spezies kurz vor dem Aussterben steht, und zwar aufgrund des destruktiven Verhaltens von *Erwachsenen* aller Gesellschaftsschichten rund um den Erdball.

Die menschliche Entwicklung hat mehr Potenzial, als wir bisher gelebt haben. Tief in unserem Inneren wissen wir, dass das Leben eigentlich noch mehr zu bieten haben muss. Vielleicht haben Sie sich die Frage danach in einem Moment der Verzweiflung schon selbst gestellt. In der Regel tun wir dies in der Lebensmitte, wenn sich die meisten unserer Wünsche erfüllt haben und wir uns dennoch leer und unvollständig fühlen. Diese Stimme – nicht mehr als ein leichtes Kräuseln auf der Meeresoberfläche unseres Geistes – hat ihren Ursprung in dem merkwürdigen ruhigen Ort tief in unserem Inneren. Wir strengen uns an, sie zu hören, weil wir wissen, dass sie uns etwas Wichtiges mitzuteilen hat. Aber meist wird sie vom Wind und den Wellen des Alltags übertönt. Und so bauen wir uns weiterhin das Leben auf, das unsere Vorfahren für uns erträumt haben – ein Leben, in dem wir uns die Umwelt unterwerfen und das letztlich von Überfluss, Macht und Stolz geprägt ist.

In der Regel unterteilen wir die menschliche Entwicklung in die drei Hauptstadien Kindheit, Jugend und Erwachsenenalter. Wir gehen davon aus, dass wir diese Phasen nach und nach durchlaufen und dabei zunehmend an Bildung, Wohlstand und Einfluss gewinnen. Und irgendwie rechnen wir damit, dass uns am Ende unseres Lebens das Glück erwartet – vergleichbar dem legendären Topf voller Gold am Ende des Regenbogens. Tatsächlich jedoch sind es vor allem unsere Erinnerungen, die wir im Alter schätzen. Selbst die Reichsten und Mächtigsten halten sich am Ende an ihnen fest. Es ist, als würde uns erst viel zu spät bewusst, dass unsere äußeren Errungenschaften nur ein blasser Abglanz der echten Fülle sind – der Zeiten unseres Lebens, in denen wir Kameradschaft, Mitgefühl und Liebe erfuhren.

Die Menschheit beklagt diesen Zustand schon seit Langem und er hat einen einzigen Grund: Wir begnügen uns mit der *Hoffnung* auf bleibendes Glück, das uns stets nur knapp zu entgehen scheint. Das Glück, das wir erleben, ist flüchtig und hinterlässt in uns den Wunsch nach mehr. Glück (in all seinen Varianten), Beziehungen, Sex, Geld – all dies sind Phantombilder der Realität. Einmal erreicht haben sie keine Substanz, keinen bleibenden Wert. Sie geben uns nicht das, wonach wir uns wirklich sehnen. Denn das erhalten wir nur durch eine klare und unbefangene Wahrnehmung unserer wahren Wirklichkeit. Die traurige Wahrheit ist, dass wir nur ein halbes Leben führen. Wir sind noch nicht in unsere spirituelle Haut geschlüpft, noch nicht in unser volles Potenzial als dynamische und freudvolle Vorbilder an innerem Frieden und Herzensbildung hineingewachsen.

Ich spreche hier nicht von *Evolution*. Wir wurden mit allem geboren, was wir brauchen, um die destruktiven Neigungen des unreifen Jugendlichen hinter uns zu lassen. Wir wissen bereits, dass wir zu großartigen, von Freundlichkeit, Liebe und Barmherzigkeit geleiteten Taten fähig sind. Wir halten diese und ähnliche Qualitäten sogar für die Inbegriffe des Menschseins. Was ich hier vorschlage, ist also keine Evolution, sondern vielmehr eine *Revolution* – wobei Revolution bedeutet, dass wir endlich ein Leben führen, das auf die vollständige Entfaltung unserer Menschlichkeit ausgerichtet ist.

Ich glaube nicht, dass mir viele widersprechen würden,

wenn ich sagte, dass wir zu weitaus mehr Harmonie und heilsamem Handeln fähig sind, als wir derzeit leben. Und wahrscheinlich denken Sie, dass wir ja bereits versuchen, unsere destruktiven Neigungen hinter uns zu lassen, seit der erste Höhlenmensch seinem Nachbarn eins mit dem Knüppel überzog und sich mit dessen Frau davonmachte. Mein Vorschlag zielt weder auf das Bemühen ab, destruktive Neigungen zu überwinden, noch schlage ich vor, dass wir sie durch positives Denken oder gute Taten zu neutralisieren versuchen. Beide Wege wurden bereits ohne bleibenden Erfolg beschritten. Ich schlage vielmehr vor, dass wir aufhören, etwas zu *versuchen*. Denn das macht es nur schlimmer.

Sich selbst überlassen geht ein Kind zugrunde. Ein sich selbst überlassener Erwachsener scheint der Welt seinen eigenen Stempel des Todes aufdrücken zu wollen. Wir müssen eine Lösung finden, die die Unschuld und Ausgelassenheit des Kindes mit der Weisheit und den Fähigkeiten des Erwachsenen in einem Verschmelzen von Herz und Verstand verbindet. Ist so etwas überhaupt möglich? Aber ja! Sonst wäre dies ein sehr kurzes Buch.

Man kann es sich so vorstellen, als schließe man einen Kreis. Oder als würden wir – im Sinne des von John Milton verfassten Werks *Das verlorene Paradies* – nach dem Fallen in Ungnade zum erhabenen Zustand ursprünglicher Unschuld zurückkehren, allerdings mit einem einzigen und wichtigen Unterschied: Wenn wir uns nun die Unschuld der Kindheit zurückerobern, sind wir erfahren – man könnte auch sagen „verdorben" – durch die Härte der Welt. Insofern hätten wir dann die Maßlosigkeit sowohl der inneren Kinderwelt als auch der äußeren Erwachsenenwelt hinter uns gelassen und Arbeit und Spiel, Spontaneität und Kontrolle, Liebe und Lust integriert. Diese Mischung aus dem Besten beider Welten erfolgt nicht durch Einsatz, harte Arbeit oder göttliche Gnade. Eine einfache Änderung des Blickwinkels reicht bereits aus. Das Kind in uns weiß das instinktiv. Der Erwachsene muss nur hier und jetzt die Richtigkeit dessen akzeptieren. Das ist die schlichte Wahrheit. Aber wie kommen wir dahin, dass dies auch *für uns* wahr wird?

Mithilfe der folgenden Erfahrung können Sie das starre Denkmuster durchbrechen, in dem der erwachsene Verstand gefangen ist.

Erfahrung: Das ewige Selbst finden

Erinnern Sie sich an eine Begebenheit aus Ihrer Kindheit, bei der Sie vielleicht still und alleine gespielt oder etwas anderes Schönes gemacht haben. Lassen Sie Ihre Gedanken als Nächstes zu einem Ereignis wandern, bei dem Sie schon etwas älter waren. Erinnern Sie sich nacheinander an Begebenheiten aus Ihrer Jugend und dem frühen Erwachsenenalter, bis hin zur Gegenwart. Lassen Sie die Erinnerungen lebendig werden. Bleiben Sie so lange bei jedem Erlebnis, wie es Ihnen Spaß macht, und erinnern Sie sich an Geräusche und Gerüche, daran, was Ihr Körper spürte und welche Gefühle Sie hegten. Wenn Sie mit einem Erlebnis fertig sind, fahren Sie mit der nächsten Erinnerung jüngeren Datums fort.

Nachdem Sie sich an verschiedene Erlebnisse aus unterschiedlichen Abschnitten Ihres Lebens erinnert haben, lassen Sie sie durch Ihren Geist hindurchfließen wie einen Fluss der Erinnerungen. Erkennen Sie dabei, dass Sie Ihre Erinnerungen beobachten, fast so, als säßen Sie am Ufer des Flusses und sähen zu, wie sie vorbeiziehen. Bemerken Sie, dass Sie Beobachter(in) dessen sind, was sich in Ihrem Geist abspielt – in diesem Fall Ihrer Erinnerungen.

Gehen Sie nun zu einer der Erinnerungen zurück und erinnern Sie sich so deutlich wie möglich an alles. Machen Sie sich, während Sie dem Geschehen zusehen, deutlich bewusst, dass es während des Erlebnisses einen Teil von Ihnen gab, der alles beobachtete. Auch damals gab es bereits einen Teil in Ihnen, der einfach nur beobachtete. Gehen Sie zu einer anderen Erinnerung und stellen Sie fest, dass Sie auch während dieses Erlebnisses gleichzeitig beobachtet haben.

Nehmen Sie nun alle Erinnerungen, die Sie zuvor ausgewählt haben, und schauen Sie sie in schneller Abfolge von Anfang bis Ende an. Nehmen Sie bewusst wahr, wie sich Ihr Körper, Ihr Geist, Ihre Gefühle, Ihre Wünsche und Ihr Wissen veränderten, während Sie den Weg vom Kind zum Erwachsenen durchliefen. Und doch ist da etwas, was sich nicht verändert hat: Das Gefühl des „Ich", des stillen Beobachters, war damals genauso da wie heute. Machen Sie sich bewusst, dass Sie all dessen gewahr sind, was gerade jetzt abläuft. Nehmen Sie wahr, dass Sie damals dessen gewahr waren und es jetzt auch sind. In diesem Gewahrsein ist nichts außer Gewahrsein, Bewusstheit – es ist die unveränderliche, unvergängliche Bewusstheit selbst.

Unabhängig von den Erfahrungen, die Körper und Geist machen, gab es schon immer diesen Teil von Ihnen, der für sich besteht und unveränderlich ist, den stillen und ewigen Zeugen Ihres inneren Selbst. Es ist Ihr zeitloses Ich, das ewig währende Selbst, das Sie nie verlassen wird. Wie könnte es das auch? Sie können Ihren Körper und Ihren Geist verlassen, aber niemals Ihr Selbst. Nun hat schon allein die Erkenntnis, dass es *etwas* in

Ihrem Leben gibt, was dauerhaft ist, eine beruhigende Wirkung. Wir fühlen uns sicherer, wenn wir wissen, dass es einen Teil von uns gibt, der nicht vergeht. Vielleicht wissen wir nicht, wie wir ihn erklären oder anderen zeigen sollen, aber wir wissen, er ist da, und das reicht. Und keine Sorge, Sie werden schon bald lernen, wie Sie diese Erfahrung in Ihrem Leben greifbar und spürbar machen. Dazu werfen wir zunächst einmal einen Blick darauf, was es bedeutet, in diesem höheren Bewusstseinszustand zu leben.

Die meisten von uns leben gedanklich in einer Welt, die von den Newton'schen Gesetzen regiert wird, in der zielorientierten Welt von Ursache und Wirkung. Wir sind davon überzeugt, dass wir durch Addieren von X und Y mit Sicherheit das angestrebte Ergebnis Z erhalten. Zum Beispiel sind wir sicher, dass wir durch eine gute Schulbildung eine gute Arbeitsstelle finden und – wenn wir uns noch mit einer Familie, einem Haus und einem Hund eindecken – ein ausreichendes Maß an Sicherheit und Wohlstand erreichen, um den Rest unseres Lebens in relativem Komfort und Glück zu verbringen. Aber wie viele von uns sind wirklich genau da, wo sie vor zehn Jahren anstrebten zu sein? Es ist nahezu unmöglich, sein Leben genau nach Plan zu gestalten, denn es hat meist andere Pläne. Wir streben das Gewünschte an und das Leben gibt uns das, was wir wirklich brauchen. Es bietet uns gangbare Alternativen zum geplanten Weg, und wenn wir uns diesen verweigern, türmt es Hindernisse vor uns auf.

Wenn ich hier von *Leben* spreche, dann meine ich damit die Gesetze der Natur, denen wir alle unterliegen. Die Gesetze, die unsere Spezies regieren, unsere Erde und selbst die unendlichen Weiten des Alls, die sich unserer Vorstellungskraft entziehen. Und ich meine vor allem das eine Gesetz, das ihnen allen zugrunde liegt – das Gesetz der Vollkommenheit durch Wahrnehmung der Gegenwart. Was genau damit gemeint ist? Lassen Sie sich nicht von den Worten einschüchtern. Es ist im Grunde genommen ganz einfach. Wahrnehmung der Gegenwart bedeutet, dass Sie der reinen Bewusstheit gewahr werden. Es ist ein einfaches Umschalten, eine Verlagerung vom normalen Bewusstsein zur grenzenlosen Bewusstheit. Und das können Sie genauso gut wie jeder andere. Diese Verlagerung ist das fehlende Bindeglied zwischen der Freiheit des Kindes und der zunehmenden Macht des Erwachsenen. Haben Sie noch ein wenig Geduld mit mir. Ich werde Ihnen gleich erklären, wie es funktioniert, wie Sie sich Mutter Natur zur Verbündeten machen und frei von den einschränkenden Einflüssen von Anstrengung und Stress leben können. Vorab aber sollten Sie wissen, dass wir zurechtgewiesen werden, wenn wir die Gesetze der Natur beugen oder brechen. In der Kindheit ist es unsere Mutter, die uns fördert, anleitet und diszipliniert. Im Erwachsenenalter übernimmt Mutter Natur diese Rolle. Wie wir bereits wissen, kann sie brutal und unnachgiebig, liebevoll und großzügig sein. Die Entscheidung darüber liegt nicht bei ihr, sondern vielmehr bei uns.

Dabei handelt es sich nicht um irgendeine abstruse oder abgehobene philosophische Sicht. Was ich Ihnen hier erzähle, ist so real wie die Luft, die Sie atmen. Es gibt viele Beispiele von Menschen, die in einem solchen höheren Bewusstseinszustand gelebt haben. Es geht auch nicht darum, etwas Neues zu lernen. Wir müssen uns lediglich daran erinnern, was wir sind, was unser eigentliches Wesen ist. Es ist wie eine Rückkehr zur Freiheit der Kindheit, während wir gleichzeitig innerhalb der Grenzen der stark kontrollierten Erwachsenenwelt leben – die Fusion von Kindheit und Erwachsenenalter zu einer neuen, aufregenden Mischung aus dem Besten beider Lebensweisen. Es ist eine Art von Erleuchtung, ein Öffnen für die ruhige Kraft, die jeder und jede von uns in sich trägt.

Dieser erhöhte Bewusstseinszustand ist weder merkwürdig noch schwer zu erreichen. Er ist uns auch nicht wirklich fremd. Im Grunde genommen ist er so natürlich wie das Denken und ebenso leicht zu benutzen. Das liegt daran, dass er dem Menschen nicht neu ist. Es geht nicht um ein neues Denk- oder Verhaltensmuster. Sie müssen nicht einmal daran glauben, dass es funktioniert. Wenn Sie sich aus Versehen in den Finger schneiden, wird er unter normalen Umständen wieder heilen. Das ist die natürliche Reaktion Ihres Körpers. Sie müssen weder mit aller Macht *wollen*, dass er heilt, noch müssen Sie daran *glauben*. Die Heilung erfolgt ganz automatisch und ohne dass Sie sich irgendwie anstrengen müssen. Sich über die bekannte Erfahrung von Leid und Anstrengung zu erheben ist ebenso natürlich. Sobald Sie einmal wissen, wie es geht, wird Ihr Leben ebenso mühelos und natürlich Freude und Frieden ausstrahlen, wie ein verletzter Finger wieder heilt.

Der fortgeschrittene Zustand, von dem ich rede, ist Teil unseres Menschseins. Er resultiert aus der natürlichen Entwicklung über unseren derzeitigen Zustand innerer Dissonanz hinaus. Und falls Sie sich fragen, wie schwer es Ihnen fallen wird, diesen Zustand in Ihrem eigenen Leben zu erreichen und zu leben, kann ich nur sagen: gar nicht schwer! Wenn Sie der einfachen Regel des Beobachtens folgen, wird die perfekte Wahrnehmung so einfach und natürlich in Ihnen entstehen, wie die Sonne am Morgen aufgeht. Sobald Sie sozusagen „den Schalter umgelegt" haben, stehen Sie in einer Weise über den Problemen und Belastungen des täglichen Lebens, die normal und zugleich „nicht von dieser Welt" ist. Mit den Füßen fest am Boden öffnen Sie Ihr Herz für die Essenz des Menschseins, während Ihre inneren Augen offen sind für die Vollkommenheit der Schöpfung.

Sie werden feststellen, dass das Wahrnehmen der Vollkommenheit bereits an den äußeren Grenzen Ihres Verstandes auf Sie wartet. Wie ein Schmetterling, der sich auf einer leuchtenden Blüte niederlässt, wird sich Ihr Bewusstsein auf der reinen Bewusstheit niederlassen. Zumindest dann, wenn Sie die folgende einfache Regel, das Gesetz der Vollkommenheit kennen:

Sie müssen nichts erreichen, es gibt nichts zu tun. Dieses dem Blick des handlungsorientierten Verstands verborgene Gesetz der Erleuchtung wird bald zu einer sanften Erinnerung an die *andere* Welt werden, in der Sie leben. In diesem Moment mögen Sie sie noch nicht kennen. Noch wird Ihr Bewusstsein häufig vom Trubel des Alltags in Beschlag genommen. Das werden wir ändern. Und wir fangen gleich jetzt damit an, indem wir uns anschauen, welche Kräfte in Ihrem Verstand am Werk sind und das Wahrnehmen der Vollkommenheit verhindern.

Kerngedanken von Kapitel 2

- Die Liebe, die Ihre Kindheit erfüllte, lebt immer noch in Ihnen fort.

- Das Erwachsenenalter, wie wir es kennen, entspricht eher einer verlängerten Jugendzeit.

- Glück in all seinen Formen, Beziehungen, Sex, Geld und vieles mehr, das sind nichts als Trugbilder der Realität.

- Wir sind zu weitaus mehr Glück und Heilung fähig, als wir derzeit leben.

- Ihr inneres Selbst währt ewig und ist unveränderlich.

- Um das ganze Menschsein zu erleben, genügt ein einfaches Verlagern der Wahrnehmung.

- Die übliche Erfahrung von Leid und Stress hinter sich zu lassen ist ein ganz natürlicher Vorgang.

- Das Wahrnehmen der Vollkommenheit ist Ihr Geburtsrecht und leicht zu erreichen.

3. Fühlen, Denken und Handeln

Der Vorläufer jeder Handlung ist ein Gedanke.

Ralph Waldo Emerson

Was hat wohl mehr Wirkung, Einfluss oder Macht – das, was Sie denken, oder das, was Sie sind? Wenn Sie wütend sind, haben Sie wütende Gedanken. Wenn Sie glücklich sind, haben Sie glückliche Gedanken. Unsere Gedanken scheinen durch unsere Gefühle beeinflusst zu werden. Selbst wenn Sie sich für einen objektiv und logisch denkenden Menschen halten, werden Sie dennoch dadurch beeinflusst, wie Sie sich am jeweiligen Tag fühlen.

Tatsächlich können sich unsere Gedanken von einem Moment auf den nächsten ändern, wenn sich unsere Gefühle verändern: Vielleicht schauen wir an einem trüben, regnerischen Tag aus dem Fenster und fühlen uns einsam und traurig, weil eine geliebte Person in eine andere Stadt gezogen ist. In unseren Gedanken regt sich nicht der kleinste Funke von Energie oder Begeisterung. Unser Gefühlszustand spiegelt sich in unserem tristen und trüben Denken wider. Im nächsten Moment erinnern wir uns an ein schönes Erlebnis mit der schmerzlich vermissten Person. Wir weilen mit unseren Gedanken in einer Zeit, in der wir uns einander nahe fühlten, und schon geht es uns ein wenig besser. Als Resultat dessen werden auch unsere Gedanken lebendiger, während bittersüße Erinnerungen über unseren geistigen Bildschirm flimmern. Als Nächstes sehen wir uns vielleicht mit der gleichen Person in ihrem neuen Zuhause sitzen und eine Tasse Kaffee trinken. Unsere Stimmung hellt sich auf und auch unsere Gedanken werden lebhafter. Am Ende beschließen wir, der Person spontan einen Besuch abzustatten, und sofort sind wir heiter und beschwingt. Aufregung und Vorfreude machen sich in uns breit und unsere Gedanken driften glücklich in Richtung Packen, Reiseroute und Wiedersehensfreude.

Die gesamte bemerkenswerte Gefühlswandlung von traurig und einsam zu freudiger Erregung geschah wie von selbst innerhalb weniger Minuten. Ebenso rasch erfolgte das Umschalten von tristen und trostlosen Gedanken zu dynamischen und lebensbejahenden, und zwar angetrieben durch den stetig ansteigenden Gefühlspegel. Gefühle können also einen großen Einfluss auf unser Denken ausüben.

Wir alle haben bereits erlebt, dass unsere Gefühle unser Denken beeinflussen. Wenn wir nun einen Schritt weiter gehen, werden wir entdecken, dass unser Denken wiederum unser Handeln beeinflusst. So führt beispielsweise Traurigkeit zu Gedanken mit niedriger Energie, die dann auch Handlungen mit niedriger Energie nach sich ziehen. In unserem Beispiel führten die traurigen Gedanken zum lustlosen Blick aus dem Fenster. Die Handlung wiederum, die initiiert wurde, als wir beschlossen, uns mit dem geliebten Menschen zu treffen, war zielgerichtet und energiegeladen.

Wir sehen also, dass sich hier eine Art „Hierarchie" abzeichnet: Gefühle beeinflussen das Denken und das Denken wiederum beeinflusst das Handeln. Hilft uns die Erkenntnis, dass Gefühle unser Denken und Handeln beeinflussen, bei der Beantwortung unserer ursprünglichen Frage? Nun, auf gewisse Weise schon, aber sie führt uns auch in die falsche Richtung. Um die Frage zu beantworten, was mehr Einfluss hat – das, was wir sind, oder das, was wir denken –, müssen wir uns noch tiefer in die feineren Bereiche unseres Geistes begeben, weg von den störenden Tätigkeiten des Denkens und Handelns. Wir müssen herausfinden, was unsere Gefühle beeinflusst und dazu führt, dass wir uns fühlen, wie wir uns fühlen.

Nehmen Sie sich einen Moment Zeit, um über die folgenden Fragen nachzudenken: Was fühlen Sie gerade jetzt? Warum fühlen Sie sich gerade so? Hat es mit dem Wetter zu tun oder mit dem, was Sie gegessen haben, oder vielleicht mit Ihrem Job, mit Ihren Freunden oder Ihrem Glauben an eine bessere Welt? All diese Dinge können von Zeit zu Zeit einen Einfluss darauf haben, wie wir uns fühlen. Allerdings handelt es sich dabei um relative, durch etwas anderes bedingte Einflüsse, nicht wahr? Wie wir auf das Wetter oder auf Kritik von einem Freund reagieren, hängt von etwas ab, was viel tiefer in unserem Inneren liegt – etwas, was so subtil und zugleich so umfassend ist, dass wir es nur selten bewusst wahrnehmen. Dieser Teil von uns, der unsere Gefühle und somit auch unser Denken und Handeln beherrscht, ist letztendlich verantwortlich für unseren Erfolg im Leben. Es ist nichts anderes als unsere innere Sicherheit.

Somit ist also die Hierarchie, die wir bisher aufgestellt haben (siehe oben), wie folgt zu ergänzen:

Sicherheit → Gefühl → Denken → Handeln

Selbst auf die Gefahr hin, das Ganze zu stark zu vereinfachen, möchte ich an dieser Stelle anmerken, dass das Konzept der inneren Sicherheit ziemlich unkompliziert ist. Entweder Sie fühlen sich sicher oder Sie tun es nicht. (Im Grunde genommen sprechen wir hier über das Selbstwertgefühl. Ist unser Selbstwertgefühl gut entwickelt, dann sind wir sicher; ist es nur schwach ausgeprägt, dann trifft das Gegenteil zu. Ich verwende jedoch lieber den Begriff *Sicherheit*, weil das Wort Selbstwertgefühl häufig negativ besetzt ist.) Wenn Sie sich sicher fühlen, verfügen Sie über inneres Vertrauen, inneren Frieden und Stabilität. Unsicherheit hingegen führt zu Angst, Zweifeln und Misstrauen. In der Regel sind wir uns unseres Sicherheitsgefühls nicht bewusst, da es einen schwer fassbaren Platz in den Tiefen unseres Geistes einnimmt. Aus eben diesem Grund konzentrieren wir uns auf die greifbaren Ausdrücke wie Gefühle, Denken und Handeln. In Wirklichkeit jedoch beeinflusst unser Sicherheitsbewusstsein ständig jeden Gedanken, jedes Wort und jede Handlung.

Der folgende Auszug aus meinem Buch *Suche nichts – finde alles!* macht dies besonders deutlich:

Nehmen wir einmal an, Sie hätten 18 Jahre lang für eine Firma gearbeitet. Wie viele andere Unternehmen steht auch Ihres vor einem Berg von Problemen und eine Korrekturmaßnahme soll Stellenabbau sein. In Ihrem Büro sind schon einige Leute entlassen worden. Es kursiert das Gerücht, die ganze Abteilung werde aufgelöst.

Sie sind ein vorbildlicher Mitarbeiter. Sie sind loyal, energiegeladen und haben in den 18 Jahren nur 17 Mal gefehlt. Sie sind ein Teamarbeiter und haben der Firma in all den Jahren Tausende von Dollars sparen geholfen, weil sie durch Ihre Beiträge Arbeitsabläufe straffer organisieren konnte.

Es ist jetzt Freitagnachmittag, die ideale Zeit für unangenehme Maßnahmen. Als Sie aus der Mittagspause zurückkommen, liegt ein rosafarbener Zettel auf Ihrem Tisch: Sie sollen sofort zu Ihrem Vorgesetzten kommen. In Ihrem Kopf wirbeln die Gedanken und Emotionen nur so durcheinander, alle negativ: Sie fühlen sich verraten, Sie sind wütend, fühlen sich in die Enge gedrängt und haben Angst. Eine Flutwelle von Gedanken schwappt über Sie hinweg, die ungefähr so lauten: „Ich habe dieser Firma die besten Jahre meines Lebens gewidmet. Sie haben meine Arbeit oder mich persönlich nie wertgeschätzt. Klar, mein Chef war immer nett, aber ich habe ihm nie vertraut. Und was soll dieses verrückte Gewächs auf seiner Oberlippe, das er Schnurrbart nennt? Wahrscheinlich trinkt er auch zu viel und misshandelt seinen Hund. Verdammt, ich hasse diese Firma."

Auf dem Weg zum Büro Ihres Chefs fällt Ihnen auf, dass Ihr Magen sich wie verknotet anfühlt, Ihre Handflächen sind schweißnass, Ihre Beine werden schwach. Diese Körpersymptome sind von den aufgewühlten Gedanken verursacht, die in einem Mischmasch heftiger Emotionen hochkochen.

Als Sie das Chefzimmer betreten, sitzt Ihr Vorgesetzter schon hinter seinem teuren Schreibtisch; etliche Golfschläger lehnen an der Wand. Er hebt an: „Wie Sie wissen, hat die Firma in jeder Abteilung Stellen abgebaut. Ihre Abteilung wird demnächst ganz aufgelöst." – „Ich wusste es", flüstern Sie sich tonlos selbst zu, „ich bin erledigt!"

Er fährt fort: „Sie sind einer der Mitarbeiter, die wir am meisten schätzen. Sie sind für die Firma ein großer Gewinn, wir haben Ihre Loyalität bemerkt und würdigen sie sehr. Jetzt rufen wir eine neue Abteilung ins Leben, die unserem Unternehmen bei der Umstrukturierung helfen soll, und wir hätten gerne, dass Sie diese Abteilung leiten. Ihre Arbeitszeit bleibt gleich, aber wir bieten Ihnen eine beträchtliche Gehaltserhöhung. Wie stehen Sie dazu?"

In Sekundenbruchteilen haben Sie eine Transformation vollzogen. Jetzt lieben Sie die Firma! Sie lieben Ihre Arbeit und sogar den Schnurrbart Ihres Vorgesetzten. Sie sind davon überzeugt, dass er ein Heiliger sei und dass sein Hund Glück habe, bei ihm zu sein. All Ihre unangenehmen Körpersymptome weichen dem körperlichen Ausdruck von Freude. Nun sind Sie überglücklich.

Dies ist ein gutes Beispiel dafür, wie sehr die innere Sicherheit von der Wahrnehmung abhängt. Nehmen wir Gefahr oder Konflikte wahr, so fühlen wir uns unsicher. Spüren wir hingegen Harmonie und Anerkennung, dann fühlen wir uns im jeweiligen Umfeld wohl. Was nun genau nehmen wir wahr, was uns unsicher macht? Oder, viel wichtiger noch, welche Erkenntnis gibt uns die Möglichkeit, uns in einer Welt wohlzufühlen, die von Chaos, Krieg und mutwilliger Verschwendung natürlicher und menschlicher Ressourcen gekennzeichnet ist? Was genau ist dieses harmonisierende Medium in uns und wie greifen wir darauf zu? Die Antwort darauf ist viel einfacher, als Sie denken.

Kerngedanken von Kapitel 3

- Es entspricht unser aller Erfahrung, dass Gefühle das Denken beeinflussen und das Denken wiederum unser Handeln.

- Unser Maß an Sicherheit (also unser Selbstwertgefühl) bestimmt, welche Art Gefühle wir haben.

- Ein erhöhtes Maß an Sicherheit zeigt sich in Form von Selbstvertrauen, Frieden und Stabilität. Unsicherheit führt zu Angst, Zweifel und Misstrauen.

- In der Regel sind wir unseres Sicherheitsgefühls nicht gewahr, da es sich in den verschwiegenen Tiefen unseres Geistes verbirgt.

- Unsere *Wahrnehmung* davon, wie sicher wir sind, bestimmt die Art unserer Gefühle, unseres Denkens und unseres Handelns.

4. Sicherheit gewinnen

Mich erstaunen Leute, die das Universum begreifen wollen – es ist doch schon schwierig genug, sich in Chinatown zurechtzufinden.

Woody Allen

Unser Verstand ist in der Lage, viele bedeutende Gedanken und Theorien hervorzubringen, die ebenso hilfreich wie zerstörerisch wirken können. Emotionale Bedürfnisse dienen als Ansporn für viele großartige Erfindungen auf der materiellen Ebene, außerhalb des Geistes. Das Mitgefühl mit hungernden Kindern etwa bringt unseren Verstand dazu, Hilfsorganisationen zu gründen, die die Unterstützung weltweit koordinieren. Angst und Misstrauen führten zur Entwicklung unglaublicher Waffen, die eine enorme zerstörerische Wirkung haben können. Unser Verstand verfügt also zweifellos über ein beachtliches Organisationstalent. Das Dumme ist nur, dass es häufig außer Kontrolle gerät. Zum Glück gibt es etwas, was unseren Verstand sowohl in Hinblick auf Macht als auch in Hinblick auf Harmonie übertrifft. Es liegt außerhalb seiner Reichweite und durchdringt ihn dennoch vollständig. Es ist Urquell und schützende Instanz jedes existierenden Verstandes, auch des Ihren. Gemeint ist die reine Bewusstheit.

Ich habe in meinen anderen Büchern bereits ausführlich über die reine Bewusstheit geschrieben und werde daher hier nicht im Detail darauf eingehen. Wichtig ist allein zu wissen, dass sie existiert und dass bewusstes Wahrnehmen der reinen Bewusstheit lebenswichtig ist, und zwar sowohl für das harmonische Wirken Ihrer Gedanken und Gefühle als auch für die

Gesundheit Ihres Körpers und die Art Ihrer Handlungen. Ihr Wahrnehmen der reinen Bewusstheit hat auch Einfluss darauf, wie Sie Ihren eigenen Platz in Ihrem unmittelbaren Umfeld, in der Welt und im gesamten Universum wahrnehmen.

Hier werden Sie lernen, wie Sie mühelos der reinen Bewusstheit gewahr werden. Von diesem Fundament der Harmonie, des Friedens und des unbegrenzten Potenzials aus werden Sie dann erkennen, wie man destruktive Gefühle beruhigt, sein Denken strukturiert und wirkungsvoll handelt. Der daraus resultierende Erfolg wird so natürlich und mühelos sein und so viel Spaß bringen, dass Sie sich fragen werden, warum nicht längst jeder diese Technik nutzt. Das frage ich mich übrigens auch schon seit Jahren. Wir Menschen sollten eigentlich frei sein und Spaß haben. Wir haben alles, was wir dafür benötigen, aber anscheinend schauen wir lieber auf den Pistolenlauf, als unser Ziel anzuvisieren. Wir haben unser Leben auf den Kopf gestellt, indem wir mehr Wert auf die Früchte unserer Arbeit legen als auf den zugrunde liegenden, steuernden Einfluss. Nun, das wollen wir ja jetzt ändern. Sind Sie bereit? Gut, dann kann es losgehen!

Erfahrung: Nichts finden

Drehen Sie Ihren Kopf möglichst weit nach links und betrachten Sie einen Gegenstand.

Drehen Sie Ihren Kopf nun rasch möglichst weit nach rechts und betrachten Sie einen anderen Gegenstand.

Was spielte sich in Ihrem Verstand ab, während Ihr Kopf sich vom ersten zum zweiten Objekt bewegte? Nichts, oder? Sie haben an gar nichts gedacht. Wiederholen Sie diese kleine

Übung ruhig mehrere Male, das Ergebnis wird immer gleich sein …: Nichts!

Was aber ist dieses Nichts? „Nun, lieber Frank", werden Sie sagen, „was für eine merkwürdige Frage! Nichts ist einfach nur nichts!" Bei näherem Betrachten jedoch zeigt sich, dass dieses *Nichts* keineswegs „leer" ist. Es befindet sich nämlich etwas darin, was unser Verstand verpasst hat und was nicht nur die Essenz von allem ist, was wir untersuchen, sondern auch von allem, was wir *sind*. Was um alles in der Welt ich hier meine? Lassen Sie es uns herausfinden.

Machen Sie die Übung *Nichts finden* noch einmal. Schauen Sie also auf einen Gegenstand zu Ihrer Linken und drehen Sie den Kopf dann zügig nach rechts, um dort ein anderes Objekt zu betrachten. Nun war zwar Ihr *Verstand* zwischen den Blicken auf die beiden Gegenstände leer, aber *Sie* waren da, nicht wahr? Sie sind nicht in Gedanken in die Vergangenheit abgeschweift oder haben im Geiste mal eben Ihr Testament gemacht, oder? Während Ihr Verstand also von Gedanken leer war, waren Sie immer noch gewahr. Weil Ihr Verstand sich während Ihrer Kopfbewegung *zwischen* den Gegenständen befand, schaltete er sich aus und auf der Leinwand, auf die in diesem Moment *nichts* projiziert wurde, blieb nur noch reine Bewusstheit zurück. Sie mussten nicht denken und hatten so nur diese Bewusstheit zur Gesellschaft. Diesen Zustand nenne ich *reine* Bewusstheit, weil Sie sich in diesem Moment keines Gedankens, keines Gefühls und keiner Form bewusst sind. Sie nehmen einfach nur reine Bewusstheit wahr.

Genau genommen *sind* Sie reine Bewusstheit. Reine Bewusstheit ist Ihre grundlegende Natur. Alles, was Sie wissen und erfahren, beruht darauf. Buddha drückte es so aus: „Nichts zu sehen heißt, den Weg wahrzunehmen." Die *Beatles* sangen: „Nichts wird meine Welt verändern." Und Ihr geschätzter Autor Frank sagt: „Da ist nichts dabei." Was meinen wir damit? Wenn Sie eines Baums gewahr werden, dann wird der Eindruck, den er auf Ihren Verstand macht, auf die Leinwand der reinen Bewusstheit projiziert. Das nennen wir dann Gedanke. In diesem Fall ist es ein Gedanke über den Baum. Es ist nicht der Baum selbst, richtig? Dieser Gedanke über den Baum wird auf die reine Bewusstheit projiziert, wie ein Film auf die Leinwand vorn im Kino projiziert wird. Die Leinwand war immer schon da, aber der Film fängt erst dann an, wenn die Bilder auf die Leinwand übertragen werden. Genauso ist es mit dem Verstand. Das Leben beginnt erst dann, wenn die Bilder des Lebens, die Gedanken, Emotionen und Wahrnehmungen aus der Außenwelt, auf die Leinwand Ihres Geistes projiziert werden, die reine Bewusstheit ist.

Problematisch wird es, wenn wir die reine Bewusstheit vergessen und glauben, dass die projizierten Bilder echt seien. Wir denken dann, dass der Baum in unserem Verstand eine genaue Wiedergabe des echten Baums in unserem Garten sei. Das ist genauso, als würden Sie ins Kino gehen und glauben, dass Sie ein Darsteller in dem Film seien, der da gerade auf der Leinwand abläuft. Wenn Sie glauben, dass Sie Teil des Films sind, dann lachen und weinen Sie, verlieben und entlieben sich und durchleben all die dramatischen Ereignisse, die der Film zu bieten hat. *Hinter* all den Bildern des Films befindet sich die Leinwand. Ohne sie gäbe es keinen Film. Da Sie sicher schon einmal im Kino waren, wissen Sie das natürlich. Aber als Person, die in ihrem Verstand lebt, haben Sie vergessen, dass all die Bilder Ihres Lebens nicht existieren könnten, wenn sie nicht von der reinen Bewusstheit widergespiegelt würden, von der Leinwand Ihres Geistes.

Wenn Sie der reinen Bewusstheit gewahr werden, geschieht etwas äußerst Bemerkenswertes. Sie werden frei von den Lasten, die Ihr Leben bis zu diesem Zeitpunkt geprägt haben. Sie genießen eine bislang unbekannte Mühelosigkeit, ein Sicheinfügen in den Fluss des Lebens. Sie haben nicht mehr das Gefühl, gegen den Strom zu schwimmen oder den Fluss des Lebens an sich vorbeiziehen zu sehen, während Sie sich hilflos am Ufer verfangen haben und feststecken. Sie ziehen sich aus dem Drama des Films heraus und nehmen stattdessen im Publikum Platz, wo Sie mühelos das Beste aus beiden Welten genießen können. Hier haben Sie die Sicherheit, *nicht* daran zu glauben, dass das Geschehen auf der Leinwand real ist. Sie können den Film einfach als das genießen, was er ist – eine „Anspielung" auf das Leben. Die Wahrnehmung der reinen Bewusstheit ist folglich das noch fehlende erste Glied in der hierarchischen Kette von Sicherheit, Gefühl, Denken und Handeln.

Wenn Sie der reinen Bewusstheit gewahr sind, sind Sie Ihrer grundlegenden Natur gewahr, die grenzenlos und unveränderlich ist. Ihre grundlegende Natur, reine Bewusstheit, ist Ihr wahres Wesen, das über Leid und Tod hinausreicht. Im Lichte dessen betrachtet, was wir soeben gelernt haben, muss die Antwort auf die Frage, ob das, was wir denken, oder das, was wir sind, einflussreicher ist, ganz klar lauten: *das, was wir sind.* (Dabei haben Sie doch sicherlich schon gedacht, ich hätte die Frage ganz vergessen, nicht wahr?)

Wenn Sie der reinen Bewusstheit gewahr sind, sind Sie sicher. Sie sind dann wie ein kosmischer Schwamm, der die umfassende Stabilität, den Frieden, die Stärke und die Freude der reinen Bewusstheit in sich aufsaugt. Schon bald lösen sich emotionale und mentale Konflikte von ganz allein in der Weite Ihres Selbst auf. Sie „tanken" den Frieden, die Harmonie und die absolute Stabilität, die reine Bewusstheit ausmachen, und Ihr Leben wird zu einem Spiegel dieser Eigenschaften. Wenn Sie hingegen der reinen Bewusstheit nicht gewahr sind …, nun ja, Sie wissen bereits zur Genüge, wie sich *das* anfühlt.

Wahrnehmung der reinen Bewusstheit
→ unerschütterliche Sicherheit → gesunde Emotionen
→ klares Denken → dynamisches Handeln

Der reinen Bewusstheit gewahr zu werden ist ein großartiges Abenteuer. Aber das ist noch nicht alles. Denn jetzt kommen wir zum eigentlichen Thema dieses Buches, zum Eu-Gefühl, und zu dem, was es in Ihr Leben bringt. Einfach ausgedrückt wird das Eu-Gefühl Ihre tiefste Sehnsucht stillen. Sie haben richtig gehört! Ihr tiefstes, verzweifeltes Verlangen, das sich in den hintersten Winkeln Ihres Geistes verbirgt, wird erfüllt, wenn Sie das Eu-Gefühl kennenlernen. Nicht schlecht für den Anfang, sagen Sie? Dabei wissen Sie das Beste noch gar nicht: Das Eu-Gefühl kann nämlich jeder ganz einfach erfahren, auch Sie. Sollten Sie jetzt ungläubig schauen, kann ich Ihnen versichern, dass ich in Kürze den Beweis hierfür antreten werde.

Ohne an dieser Stelle weit vorauszugreifen zu wollen, kann ich es mir außerdem nicht verkneifen, Ihnen zu erzählen, dass ich – wenn Sie und das Eu-Gefühl erst einmal gute Freunde geworden sind – eine weitere Überraschung für Sie parat habe. Ich möchte Ihnen nämlich beibringen, wie Sie das Drehbuch des Films, der Ihr Leben darstellt, neu schreiben können. Ist das Eu-Gefühl erst einmal fest in Ihrem Gewahrsein verankert, werden Sie lernen, wie Sie all das im Leben erreichen, was Sie sich wünschen – mehr Geld, erfüllende Beziehungen, einen Traumjob, Reisen, mehr Freizeit und vor allem: mehr Spaß! Aber bevor wir Ihre Welt gleich von Grund auf umkrempeln, sollten wir uns erst einmal Zeit nehmen, um das Eu-Gefühl und seine Wirkungsweise kennenzulernen.

Kerngedanken von Kapitel 4

- Die reine Bewusstheit liegt jenseits des Einflussbereichs Ihres Verstandes und füllt ihn dennoch völlig aus.

- Wir haben unser Leben auf den Kopf gestellt, indem wir mehr Wert auf die *Früchte* unserer Arbeit legen als auf deren Quelle.

- Das *Nichts* zwischen den Gedanken ist reine Bewusstheit.

- Reine Bewusstheit ist Ihre grundlegende Natur. Alles, was Sie erkennen und erfahren, basiert auf reiner Bewusstheit.

- Das Leben beginnt erst dann, wenn die Bilder des Lebens auf die Leinwand des Geistes projiziert werden, die reine Bewusstheit ist.

- Die Wahrnehmung der reinen Bewusstheit ist das noch fehlende erste Glied in der Kette von Sicherheit, Gefühl, Denken und Handeln.

- Wenn Sie der reinen Bewusstheit gewahr sind, sind Sie völlig sicher.

5. Das Eu-Gefühl™

Am Ende sind es nicht die Jahre Ihres Lebens, die zählen. Was zählt, ist Ihr Leben in diesen Jahren.

Abraham Lincoln

Das Eu-Gefühl ist eine bemerkenswerte Sache. Es ist einzigartig, weil es sowohl grenzenlos als auch endlich ist. In ihm zeigen sich die ersten Schimmer von Bewusstsein in unserem Geist, die ersten Strahlen kreativen Lichts, die gerade dabei sind, zu den Dingen und Gedanken in unserer Welt zu werden. Allein das Eu-Gefühl ist frei von Widersprüchen und Einschränkungen.

Unser Geist liebt das Eu-Gefühl. Es ist die Essenz unseres inneren Wesens und verspricht noch nicht realisierte Freuden. Im Gewahrsein des Eu-Gefühls ruhend fehlt es Ihrem Geist an nichts. Das Eu-Gefühl bietet umfassende Sicherheit, und wenn Sie seiner gewahr sind, fühlen Sie sich vollkommen sicher. Es bildet das Fundament für die unerschütterliche Sicherheit, nach der wir alle suchen. Der im Eu-Gefühl ruhende Geist findet mit schlafwandlerischer Sicherheit seinen Weg durch das Dickicht unserer nicht immer ungefährlichen Welt, sodass Sie ihre Schönheit bewundern können, ohne sich an den Dornen zu verletzen.

Die Vorsilbe „Eu" stammt aus dem Griechischen und bedeutet *gut* oder *wahr, echt*. Ich sehe das Eu-Gefühl gerne als *wahres* Gefühl. Damit etwas wahr ist, sollte es Bestand haben, eine eigene Berechtigung sozusagen. Es sollte sich nicht auflösen oder in etwas anderes verwandeln. Alles, was ist, muss sterben, mit Ausnahme des Eu-Gefühls. Die letzte Wahrheit sollte sich nicht ändern.

Reine Bewusstheit ist letztgültig und unwandelbar. Sie wird weder geboren, noch stirbt sie. Das Eu-Gefühl ist die einzige erschaffene Sache, die diese Eigenschaft mit der reinen Bewusstheit teilt. Es ist immer da und stets bereit, Sie zu unterstützen und zu führen.

Das Eu-Gefühl war immer schon da und wird auch immer da sein. Es kommt und geht nicht wie andere Gefühle, die gleich einem Feuerwerk in der Dunkelheit Ihres Geistes aufblitzen. Es ist das sanfte, reine Licht der Morgendämmerung. Das Eu-Gefühl ist auch jetzt gerade bei Ihnen. Können Sie es fühlen? Es begleitet Sie schon Ihr gesamtes Leben und wartet nur darauf, dass Sie es erkennen. Und Sie haben es mit Sicherheit schon einige Male gespürt, wenn das Leben es besonders gut mit Ihnen meinte. Vielleicht hat es sich eingestellt, während Sie in vollkommener Ruhe auf einer Bank im Park oder an einem Bach säßen. Oder sie haben die tiefe Freude und Glückseligkeit gespürt, die eine zärtliche Berührung des geliebten Menschen auslösen kann. Vielleicht wurden Sie sogar in Momenten grenzenloser Leidenschaft völlig davon überwältigt.

Das Eu-Gefühl ist stets wachsam. Es lauert auf den kleinsten Wink, dass Sie es in Ihrem Leben haben möchten. Seine Arme sind stets offen und es wünscht sich nichts sehnlicher, als Sie wie eine Mutter willkommen zu heißen, deren Kind zu lange von zu Hause fort war. Man könnte auch sagen, dass das Eu-Gefühl eine offene Tür ist, die nur darauf wartet, von Ihnen durchschritten zu werden.

Ihr Verstand gibt dem Eu-Gefühl Namen wie Freude, Friede, Ruhe, Stille, bedingungslose Liebe, Glückseligkeit, Ekstase. Aber diese Eu-Gefühle sind keine Emotionen im herkömmlichen Sinne. Gefühle wie Fröhlichkeit, Aufregung, Wut, Trauer, Liebe, Eifersucht, Angst und so weiter kommen und gehen mit den jeweiligen Lebensumständen. Sie hängen von Bedingungen ab wie etwa dem Gewinn oder Verlust von Geld, dem Verlust eines geliebten Menschen oder dem Finden einer neuen Arbeitsstelle. Gefühle beeinflussen über die jeweilige Emotion ständig Ihren Verstand. Das Eu-Gefühl ist etwas Reines, Ungetrübtes, das über den Verstand hinausreicht, es ist sozusagen die Leinwand, auf die unsere Gefühle gemalt werden.

Im Grunde genommen gibt es nur *ein* Eu-Gefühl. Wenn das Eu-Gefühl zunächst auf der feinsten Ebene der Schöpfung Gestalt annimmt, spiegelt es das Einssein der reinen Bewusstheit wider. Dieses kann unser Verstand nicht wahrnehmen, deshalb erkennt er das Einssein des Eu-Gefühls auf dieser Ebene nicht. Je stärker das Eu-Gefühl nun wird, umso stärker nimmt es Form an. Die ersten Formen, die tief im Geist entstehen, sind Widerspiegelungen der Reinheit des Eu-Gefühls. Sie sind wie die Farben des Regenbogens, die sich aus einem einzigen Strahl reinen Sonnenlichts herausbilden; Sie erkennen diese Regenbogenfarben des Eu-Gefühls als Frieden, Liebe und Glückseligkeit. Dem Verstand kommt es daher so vor, als gäbe es mehrere Eu-Gefühle, während es in Wahrheit nur grenzenlose Stille gibt.

Wenn sich relative, durch irgendetwas bedingte Gefühle in Ihrem Geist widerspiegeln, hängen sie stets mit Gedanken über die Zukunft oder die Vergangenheit zusammen. Denken Sie einmal kurz darüber nach. Wenn Sie sich wegen etwas Sorgen machen oder ängstlich sind, eilen Sie mit Ihren Gedanken voraus in die Zukunft. Spüren Sie hingegen Schuld, Reue oder Trauer, so steckt Ihr Geist in der Vergangenheit fest. Bedingte Gefühle zeichnen sich durch unterschiedliche Formen, Größen und Intensitäten aus. Ein Gefühl in Reinkultur verspüren wir nur höchst selten. In der Regel handelt es sich um eine Mixtur aus Gefühlen, von denen einige stärker und andere schwächer ausgeprägt sind. Am Ende ergibt sich eine Art „Gefühlseintopf", der knapp unterhalb der Ebene unserer bewussten Wahrnehmung vor sich hin brodelt und in jedem Fall enorme Auswirkungen auf unser Verhalten hat. Aber all dies ist für unsere Zwecke viel zu kompliziert. Das Abschmecken dieses Eintopfs überlassen wir lieber den professionellen Psychologen und ähnlichen Berufsgruppen. Das Eu-Gefühl liegt schließlich jenseits von Ursache und Wirkung. Es ist einfach, rein und einzigartig. Und das bringt uns zum Anfang unserer Geschichte.

Ich habe zeit meines Erwachsenenlebens hart gearbeitet. Besonders viel Energie habe ich in die Suche nach Erleuchtung gesteckt. Für mich war Erleuchtung gleichbedeutend mit einem Zustand nicht endenden Glücks. Ich hatte diese utopische Idee, dass ich – einmal erleuchtet – ständig auf einer Wolke der Glückseligkeit dahinschweben, auf die leidende Menschheit hinunterblicken und ausrufen würde: „Oh je, schau dir bloß all die armen Teufel da unten an. Welch ein Glück, dass ich über all dem schwebe!"

Ich hatte mir Erleuchtung zum Ziel gesetzt und hegte den brennenden Wunsch, dieses Ziel so schnell wie möglich zu erreichen. Natürlich ahnte ich nicht, dass mich genau dieses brennende Verlangen, das mich auf den Pfad der Freiheit geführt hatte, tatsächlich in einem endlosen Labyrinth gefangen hielt, in dem ich mich ständig im Kreis bewegte. Die Gier nach etwas ist wie *Ourobóros*, die Schlange, die sich selbst in den Schwanz beißt. Wenn die Begierde mit Ihnen fertig ist, dann ist nichts mehr übrig – was im Übrigen, wenn Sie es annehmen können, eine gute Sache ist. Nichts steht am Anfang und am Ende des Weges. Rein zufällig ist es auch der ganze Abschnitt dazwischen, aber das erkennen nur wenige.

Hierzu ein guter Rat von meiner Seite: Wann immer Sie sich auf einem Pfad zu grenzenloser Glückseligkeit und ewiger Freiheit befinden, sollten Sie sehen, dass Sie ihn schnellstens wieder verlassen. Denn alles, was grenzenlos und ewig ist, muss notwendigerweise immer bereits vorhanden sein. Folglich müssen Sie sich gar nicht erst auf den Weg machen, weil Sie schon dort sind, wo Sie hinwollen. Klingt logisch? Nun, dann hören Sie einfach auf, sich anzustrengen, und Friede wird Sie umfangen wie die Ruhe nach einem gewaltigen Sturm.

Erfahrung: Auf dem Weg nichts finden

Führen Sie eine einfache Handlung durch. Legen Sie beispielsweise dieses Buch zur Seite oder gehen Sie quer durch den Raum. Es kann eine beliebige einfache Tätigkeit sein. Halten Sie dann mitten in der Bewegung inne und achten Sie sofort darauf, was in Ihrem Geist vor sich geht. Spüren Sie dann nach, was Sie im Körper fühlen.

Wenn Sie mitten in einer Tätigkeit innehalten, werden Sie feststellen, dass Ihr Geist leer und Ihr Körper ruhig ist. Ganz gleich, wo Sie sind und was Sie tun – sei es eine einfache Handlung oder Ihre Reise durchs Leben –, das *Nichts* ist *immer* bei Ihnen!

Ein Weg kann vielleicht nützlich sein, um zum Supermarkt zu kommen oder finanzielle Sicherheit zu erzielen. Wege helfen uns, die relativen, von irgendetwas abhängigen, begrenzten Dinge in unserem Leben zu finden. Aber wenn es darum geht, sich etwas zu beschaffen, was bereits die ganze Zeit überall vorhanden ist, wie die reine Bewusstheit und das Eu-Gefühl, wird ein „Weg" ziemlich sinnlos. Schlimmer noch, er führt zur Verschwendung wertvoller Lebenszeit.

Sie können nichts *bekommen*, das Sie bereits *haben* – ganz gleich, wie sehr Sie sich anstrengen. Wenn Sie glauben, dass es einen *Weg* gibt, der zur grenzenlosen Liebe führt, dann macht dieser Glaube Sie blind. Sie sehen den Wald vor lauter Bäumen nicht. Sie können sich noch so viel Mühe geben, jahrelang Zeit und Energie investieren und Sie werden immer noch nicht das erreicht haben, was Sie bereits die ganze Zeit besaßen. Woher ich das weiß? Weil ich es selbst immer und immer wieder versucht habe.

An einem bestimmten Punkt habe ich einmal damit aufgehört und fühlte mich so gut, dass ich dachte: „Wenn es mir schon jetzt so gut geht, da ich mich nicht einmal anstrenge, wie friedvoll muss ich mich dann erst fühlen, wenn ich mein Ziel erreicht habe?" Was für ein verrückter Gedanke! Friede entsteht durch *weniger* Aktivität, nicht durch *mehr*. Unsere friedlichsten Momente erleben wir nicht dann, wenn wir gerade zehn Dinge auf einmal tun. Friede stellt sich vielmehr ganz von alleine ein, wenn unser Geist zur Ruhe kommt. Wenn ich einfach dabei geblieben wäre und jeden weiteren Versuch aufgegeben hätte, wäre der Friede dauerhaft gewesen. Stattdessen strengte ich mich weiter an – ein Fehler, den wir alle nur zu häufig machen.

Sobald wir ein Ziel erreichen, für das wir hart gearbeitet haben, fühlen wir uns ziemlich gut. Daraus schließen wir, dass dieses gute Gefühl mit dem Erreichen des Ziels zusammenhängt. In Wirklichkeit jedoch stellt sich das gute Gefühl in unserem Inneren deshalb ein, weil wir nicht mehr versuchen müssen, etwas zu erreichen. Wir befinden uns in einem kleinen Raum vollständigen „Nicht-Tuns" und dieser Raum ist bis oben hin gefüllt mit Freude, Frieden oder Zufriedenheit. Weil wir die Natur des Friedens und der Ruhe missverstehen, versuchen wir den Raum mit mehr Aktivität zu füllen. Kurz nachdem wir ein Ziel erreicht haben, werden wir bereits wieder ruhelos und suchen uns sofort den nächsten Berg, den wir besteigen können.

Manchmal können wir nicht einmal einen kurzen Moment der Ruhe genießen, weil wir mit dem Kopf schon wieder beim nächsten Ziel sind. Auch wenn wir wissen, dass Glück flüchtig ist, sind wir dennoch ständig auf der Suche nach einem dauerhaften Glückszustand. Hier nun schlägt die große Stunde des Eu-Gefühls.

Das Eu-Gefühl ist immer und überall vorhanden, auch bei Ihnen. Deshalb müssen Sie auch nichts tun und nirgendwohin gehen, um es zu finden. Es ist viel einfacher: Das Einzige, was Sie tun müssen, ist, des Eu-Gefühls *gewahr zu werden*. Wie Sie das am besten anstellen? Nun, indem Sie sich weder bemühen noch anstrengen. Das ist das Geheimnis, der Schlüssel zum Öffnen der Handschellen aus Leid, die Sie schon seit Ihrer Kindheit tragen. Hören Sie auf, sich zu bemühen!

Die folgende Erfahrung wird Ihnen zeigen, was ich meine.

Erfahrung: Müheloses Wahrnehmen

Denken Sie an eine Zahl zwischen 1 und 10. Stellen Sie sich eine Farbe vor. Denken Sie an einen hohen Baum. Denken Sie nun nacheinander an die Zahl, die Farbe und den Baum.

Als Sie an die Zahl und anschließend an die Farbe gedacht haben, wie schwer war es da für Ihr Gehirn, vom einen zum anderen zu springen? Haben Sie gesagt: „Also, lieber Verstand, lass uns zuerst mal an eine Zahl denken. Sobald wir die Zahl haben, arbeiten wir uns langsam in Richtung Farbe vor. Und nun, nachdem die Farbe fest im Gehirn verankert ist, können wir darangehen, uns den Baum vorzustellen ...“? Natürlich nicht, denn so arbeitet Ihr Verstand nicht! Er springt von selbst und völlig mühelos von einem Objekt zum nächsten. Der ganze Prozess war mit keinerlei Anstrengung verbunden.

Nun war der Titel dieser kleinen Übung vielleicht ein wenig missverständlich, denn sie bringt Ihnen nicht bei, wie man mühelos wahrnimmt. Das können Sie nämlich bereits. Der wirkliche Wert dieser Erfahrung liegt darin, Ihnen bewusst zu machen, wie mühelos der Prozess des Wahrnehmens ist. Jede Anstrengung von Ihrer Seite würde dem Prozess nur im Wege stehen.

Was haben wir also bisher gelernt? Zum einen, dass das Eu-Gefühl unbegrenzt ist. Und da es überall ist, war es auch schon immer bei Ihnen. „Normale" Gefühle wie Wut und Angst sind nicht unbegrenzt. Sie sind an unsere Vergangenheit oder Zukunft gebunden, an unsere Erinnerungen, Hoffnungen und Ängste. Art und Intensität unserer Gefühle hängen davon ab, wie sicher wir uns jeweils fühlen. Wir können ein Spielball unserer Gefühle sein, gleich einem manövrierunfähigen Schiff auf einem stürmischen Ozean. Oder wir können die Stabilität des Eu-Gefühls als Anker verwenden und inneren Frieden, Freude und Liebe ernten. Wir müssen nichts tun, um das Eu-Gefühl zu erreichen, außer es wahrzunehmen. Wahrnehmen ist mühelos, also lässt sich auch das Eu-Gefühl mühelos wahrnehmen.

Nun mögen Sie vielleicht sagen: „Wenn das Wahrnehmen des Eu-Gefühls so einfach ist, warum habe ich es dann noch nie wahrgenommen?" Das hängt damit zusammen, dass Wahrnehmen zwar einfach ist, aber auch dem Strahl einer Taschenlampe gleicht. Sie richten den Strahl auf das, was Sie wahrnehmen wollen, und – Simsalabim! – das beleuchtete Objekt erscheint in all seiner Pracht in Ihrem Geist. Der Prozess an sich ist also mühelos. Richten Sie jedoch den Strahl der Lampe in die falsche Richtung, werden Sie das, was Sie suchen, niemals finden. Der einzige Grund, warum das Eu-Gefühl sich Ihnen entzieht, ist der, dass Sie in die falsche Richtung gucken. Sobald Sie einmal gelernt haben, wie Sie das Eu-Gefühl finden, oder, genauer gesagt, auf welche Weise Sie es wahrnehmen können, verlieren Sie es nie wieder. Meine Aufgabe besteht allein darin, Ihnen die Richtung zu weisen, damit das Eu-Gefühl und Sie einander kennenlernen können.

Kerngedanken von Kapitel 5

- Alles Erschaffene wird geboren, lebt und löst sich am Ende auf oder stirbt – mit Ausnahme des Eu-Gefühls.

- Das Eu-Gefühl nimmt einen besonderen Platz in der Schöpfung ein, weil es sowohl grenzenlos als auch endlich ist.

- Das Eu-Gefühl ist immer bei Ihnen.

- Das Eu-Gefühl ist kein relatives, bedingtes Gefühl wie Ärger, Trauer oder Glück, wenngleich Ihr Verstand ihm Namen gibt wie Freude, Friede, Stille, Ruhe, bedingungslose Liebe, Glückseligkeit, Ekstase und so weiter.

- Relative, bedingte Gefühle haben immer mit unserer Vergangenheit oder Zukunft zu tun. Das Eu-Gefühl ist das Gewahrsein der Vollkommenheit der *Gegenwart*.

- Das Eu-Gefühl ist genau jetzt genau hier. Sie müssen keinen Weg gehen, um dort anzukommen, wo Sie bereits sind.

- Innerer Friede (das Eu-Gefühl) tritt ein, wenn Sie aufhören, sich anzustrengen.

- Um das Eu-Gefühl zu finden, müssen Sie nirgendwohin gehen und nichts tun, Sie müssen seiner nur *gewahr werden*.

6. Wie Quantum Entrainment® funktioniert

Du möchtest groß sein? Dann fang damit an, indem du es bist. Du möchtest ein großes, stolzes Bauwerk errichten? Dann denke zuerst an das Fundament der Demut. Je höher dein Werk in den Himmel wachsen soll, desto tiefer muss das Fundament sein.

Augustinus

Der Verstand der meisten Menschen ist die meiste Zeit auf Autopilot geschaltet. Denken findet zwar statt, aber der Denkende selbst ist sich dessen, was wirklich abläuft, zumeist nicht bewusst. Die einzelnen Gedanken winden sich gemächlich durch den Gedankenbrei, der den größten Teil unseres Tages ausfüllt. Mit Ausnahme der wenigen Momente, in denen dies erforderlich ist – wie beim schnellen Tritt auf die Bremse, wenn vor uns plötzlich Bremslichter aufleuchten, oder beim Lesen eines beeindruckend unverständlichen Schreibens des Finanzamts –, ist der normale Beobachter nicht wirklich aufmerksam. Das ist vergleichbar mit einem eingeschalteten Radio: Den ganzen Tag über dudelt es unbemerkt vor sich hin, bis plötzlich eines unserer Lieblingslieder ertönt und unser Bewusstsein aufwacht. Ein paar Takte lang hören wir bewusst zu, dann gleiten wir zurück in das gewohnte „unaufmerksame" Bewusstsein, das ich gemeinhin als das normale Bewusstsein bezeichne. Das normale Bewusstsein ist schwach, undiszipliniert und destruktiv. Es ist ein Symptom des Denkens ohne Gewahrsein für das Eu-Gefühl.

Quantum Entrainment® (QE™) ist der Prozess, der normales Bewusstsein und Eu-Gefühl verbindet und dem widerspenstigen Verstand die Freuden des geordneten Bewusstseins erschließt. QE verwandelt die chaotische Unruhe des normalen Bewusstseins in die absolute und perfekte Ordnung der reinen Bewusstheit, die über Ihren Verstand hinausreicht. In der reinen Bewusstheit gibt es keine Gedanken. Reine Bewusstheit ist nicht reine Energie, denn auch darüber reicht sie hinaus. Ebenso wenig ist es reine Ordnung. Reine Bewusstheit ist nichts, und wenn Sie den ganzen Tag lang in reiner Bewusstheit verweilten, würden Sie tatsächlich nichts getan bekommen. (Wie Sie sehen, besteht noch Hoffnung für all jene unter Ihnen, denen Freunde oder Familienangehörige gesagt haben, sie würden es zu nichts bringen.)

Das normale Bewusstsein erzeugt Chaos und Leid. Reine Bewusstheit erschafft nichts. Wenn wir uns im normalen Autopilot-Bewusstsein befinden, sind wir der reinen Bewusstheit nicht gewahr. Sind wir aber umgekehrt der reinen Bewusstheit gewahr, dann nehmen wir nichts anderes wahr. Was also sollen wir tun? Keiner der beiden Zustände ermöglicht es uns, unser Menschsein mit Freude in seiner Gänze auszuleben. An dieser Stelle möchte ich das Wort Gänze hervorheben. Wenn Sie in dem einen oder anderen Zustand leben, sind Sie nicht vollständig. Die Lösung liegt darin, das aktive normale Bewusstsein mit der grenzenlosen Bewusstheit zu verbinden. Wenn QE Ihren Geist dazu verlockt, über sich selbst hinaus in reine Bewusstheit zu gehen, dann fordert es ihn weder auf, dort zu bleiben, noch erlaubt es Ihnen, zu den destruktiven Tendenzen haltlosen Denkens zurückzukehren. QE ist da ziemlich schlau. Es bietet Ihrem Verstand das, wonach er schon immer sucht – das Eu-Gefühl. Das Eu-Gefühl verbindet Ihren Verstand mit der unbegrenzten reinen Bewusstheit und erlaubt ihm zur gleichen Zeit, aktiv zu denken, zu fühlen und perfekte Harmonie in all ihren unendlichen Ausdrucksformen zu erschaffen.

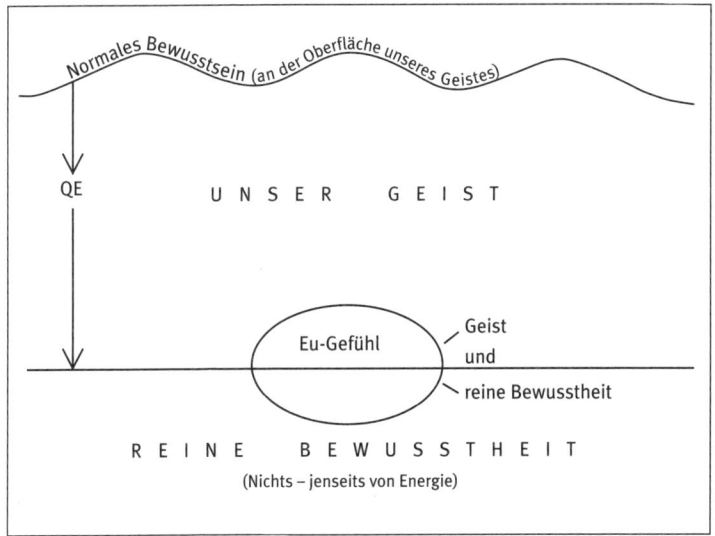

Abbildung 1: Das Eu-Gefühl™

Sie müssen Ihren Verstand nicht darin schulen, dies zu tun. Wenn Sie schon einmal versucht haben, sich etwas beizubringen (geschweige denn nichts), dann wissen Sie, wie viel Mühe und Anstrengung dies kostet. Des Eu-Gefühls gewahr zu werden ist etwas, wonach Ihr Geist sich sehnt und was er gerne tut, sobald er die Gelegenheit dazu bekommt. Genau wie man einen Affen mit einer Banane locken kann, ist QE eine wahre Delikatesse für den Verstand. Das normale Bewusstsein richtet sich leicht und mühelos in der wunderbaren Sicherheit des all-umfassenden Eu-Gefühls ein.

Diesen Zustand erweiterten Bewusstseins, in dem Ihr Geist für das Eu-Gefühl empfänglich ist, nenne ich „QE-Gewahrsein" [engl.: *QE Awareness*]. Wenn Ihr Geist vollkommen in QE-Gewahrsein ruht, kann er nicht aufgewühlt, abgelenkt, rachsüchtig, lüstern, trotzig oder verwirrt sein. Ist Ihr Geist von Schönheit oder Liebe oder Freude erfüllt, dann ist er empfänglich für das Eu-Gefühl in QE-Gewahrsein. Denken Sie an die

Zeiten größter Freude und Liebe in Ihrem Leben. Hätten Sie in diesen Momenten ängstlich, wütend oder zerstreut sein können? Unmöglich! Wenn sich das Eu-Gefühl in Ihrem Verstand widerspiegelt, sind Sie nicht zu Unfrieden oder Unstimmigkeiten fähig. In diesen Momenten stehen Sie mit beiden Füßen fest auf dem Fundament dessen, was es heißt, ganz Mensch zu sein. Von diesem Fundament der QE-Gewahrsein aus können Sie nur etwas schaffen, was zum höchsten Wohl gereicht. Sie haben das Land der großen Denker, Künstler, Lehrer, Humanisten und Heiler unserer Welt betreten. Was genau es bedeutet, ganz Mensch zu sein, werde ich noch weiter ausführen, nachdem Sie gelernt haben, wie einfach es ist, diesen Zustand zu erreichen.

All dieses Gerede über das Eu-Gefühl hat mir nun förmlich Appetit auf eine Portion davon gemacht. Wie sieht es mit Ihnen aus? Sind Sie bereit, das normale Bewusstsein hinter sich zu lassen und auf der Basis der Reinheit und des Friedens des Eu-Gefühls zu denken und zu fühlen? Nun, dann möchte ich Sie nicht länger auf die Folter spannen. Schließlich ist es höchste Zeit, dass ich Sie endlich mit dem „Star" dieses Buchs, dem Eu-Gefühl, bekannt mache ...

Kerngedanken von Kapitel 6

- Das normale Bewusstsein ist das Merkmal eines Denkens, das sich nicht für das Eu-Gefühl öffnet.

- Weder das normale Bewusstsein noch reine Bewusstheit allein gewähren uns die Freude, ganz Mensch zu sein.

- Quantum Entrainment® ist der Prozess, der normales Bewusstsein und Eu-Gefühl miteinander verbindet.

- Des Eu-Gefühls gewahr zu werden ist etwas, wonach der Geist sich sehnt und was er gerne tut, sobald er die Gelegenheit dazu bekommt.

- QE-Gewahrsein bedeutet, dass Sie des Eu-Gefühls gewahr sind, während Sie eine alltägliche Tätigkeit verrichten.

- Von diesem Fundament des QE-Gewahrseins aus können Sie nur etwas schaffen, was zum höchsten Wohl gereicht.

- Sobald Sie in das QE-Gewahrsein eintauchen, haben Sie das Land der großen Denker, Künstler, Lehrer, Humanisten und Heiler unserer Welt betreten.

7. Wie Sie Quantum Entrainment® anwenden und das Eu-Gefühl™ wahrnehmen

Erleuchtung heißt verstehen, dass dies alles ist und dass es vollkommen ist. Erleuchtung ist keine Errungenschaft, es heißt vielmehr verstehen, dass es nichts zu erreichen gibt und dass man nicht irgendwohin gehen muss.

Osho

Vielleicht haben Sie schon von Quantum Entrainment® oder QE™ gehört, dem offiziellen Namen, den ich für das Wahrnehmen des Eu-Gefühls gefunden habe. QE leitet das normale Bewusstsein in reine Bewusstheit über, wo es das Eu-Gefühl wahrnimmt. Insofern ist QE in dem Moment erfolgreich, in dem man aufhört, es einzusetzen. Es lädt den normalen, bewussten Verstand dazu ein, in den nicht aktiven Zustand der reinen Bewusstheit einzutauchen. An diesem Punkt ist seine Arbeit getan. Würden wir nun fortfahren, etwas zu *tun*, um in der reinen Bewusstheit zu *bleiben*, dann würde eben jene Aktivität uns sofort aus dem Zustand vollkommener Ruhe herauskatapultieren. QE ist wie der Stab, den der Stabhochspringer braucht, um die Latte zu überqueren. Sobald er den höchsten Punkt erreicht hat, lässt er den Stab los, weil dieser andernfalls die Latte herunterreißen und so die gesamte Anstrengung zunichtemachen würde. Nach jahrelangem Training erreicht der

Stabhochspringer am Ende nur dann sein Ziel, wenn er loslässt. Erst wenn er über die Latte fliegt, mühelos und frei, ist er erfolgreich. Genauso geht es Ihrem Verstand. Nur wenn er alles, was er gelernt hat, und alle Anstrengung loslässt, kann er vollkommen ruhig und still werden. Das Wunderbare am QE-Prozess ist, dass er sich nach getaner Arbeit aus dem Staub macht und Ihren Geist friedlich in QE-Gewahrsein ruhen lässt.

QE™ ist eine Methode, die zum „Nicht-Tun" führt. Sie können nicht hart daran *arbeiten*, nichts zu tun, denn das wäre ein Widerspruch in sich, nicht wahr? QE anzuwenden ist einfach und mit dem Erlernen von QE ist es nicht anders. Gleichzeitig kommt es auf Genauigkeit an; deshalb sollten Sie die nachfolgende Anleitung bis aufs i-Tüpfelchen befolgen. Schon bald werden Sie im vollen Bewusstsein des QE-Gewahrseins durch Ihre Welt schreiten.

(Hinweis: Manche von Ihnen möchten vielleicht die sogenannte „Dreiecksverbindung" erlernen – als Vorbereitung auf den weiter verfeinerten Quantum-Entrainment-Prozess, der hier folgt. Sie ist eine gute Übung, die Ihnen hilft, mit den subtilen Widerspiegelungen des Eu-Gefühls in Ihrem Geist vertraut zu werden. Die Dreiecksverbindung ist eine einfache Technik, die vom normalen Bewusstsein leicht zu reiner Bewusstheit und zum Eu-Gefühl führt. Es ist die grundlegende QE-Heilungstechnik. Am besten führt man sie mit einem Partner aus, aber es geht auch ohne Partner. Die Anleitung zum Erlernen dieser Dreiecksverbindung finden Sie im Anhang des vorliegenden Buches – das Kapitel „Heilen in drei Schritten" aus meinem Buch *Quantenheilung* ist dort nochmals abgedruckt.)

Suchen Sie sich als Vorbereitung einen bequemen Stuhl an einem ruhigen Platz, an dem Familie, Freunde, Haustiere und Telefon Sie 30 Minuten lang nicht stören. Sie können sich diese Anleitung auch von jemandem vorlesen lassen – solange die Person nur liest, was dasteht, und Sie nicht in ein Gespräch verwickelt. Auch können Sie sich die Anleitung auf einen Tonträger sprechen und dabei darauf achten, dass Sie eine Pause einlegen, wenn Zeit mit geschlossenen Augen verlangt ist. (Eine knappe Zusammenfassung dieser Anleitung ist weiter unten abgedruckt.) Alles klar? Dann geht es los!

Quantum Entrainment® – die Anleitung

Setzen Sie sich bequem hin und schließen Sie Ihre Augen. Lassen Sie Ihre Gedanken 15 bis 30 Sekunden lang umherschweifen. Beobachten Sie einfach nur, wie Ihre Gedanken kommen und gehen. Werden Sie sich nun stärker dessen bewusst, was Sie denken. Der Inhalt spielt keine Rolle. Achten Sie einfach sehr genau auf alle Gedanken, die über die Leinwand Ihres Geistes „flimmern". Beobachten Sie diese aufmerksam. Das heißt nicht, dass Sie sich bemühen und sie angestrengt beobachten oder sich auf sie konzentrieren sollen. Seien Sie entspannt mit fokussierter Aufmerksamkeit – wie eine Katze, die ein Mauseloch beobachtet. Beobachten Sie Ihre Gedanken weitere ein bis zwei Minuten lang gelassen und mit fokussierter Aufmerksamkeit.

Lesen Sie nicht weiter, solange Sie nicht ein oder zwei Minuten lang Ihre Gedanken genau beobachtet haben. Ich warte so lange …

Sind Sie so weit? Haben Sie Ihre Gedanken ein bis zwei Minuten lang aufmerksam beobachtet? Gut, dann machen wir weiter.

Beim Beobachten werden Sie sicher bemerkt haben, dass Ihre Gedanken praktisch sofort begannen, sich zu beruhigen oder zu verlangsamen, stimmt's? Sie erschienen nicht mehr so laut. Sie wurden zwischendurch schwächer und weniger, Ihr Denken wurde weicher. Denken Sie daran: Was immer Ihre Gedanken machen, ist richtig. Ob Ihre Gedanken lärmend oder ruhig sind, spielt keine Rolle, Ihre Aufgabe besteht darin, der vollkommene Beobachter zu sein. Sie beobachten einfach, was die Gedanken als Nächstes machen. Mehr tun Sie nicht, als mit ruhiger Aufmerksamkeit zu beobachten.

Ist Ihnen zufällig aufgefallen, dass Ihre Gedanken mitunter ganz stillstanden? Als Ihre Gedanken schwächer wurden, haben

Sie vielleicht bemerkt, dass sie auf einmal ganz aussetzten und dass Sie mit der reinen Bewusstheit allein waren. Toll, nicht wahr? Und dabei fangen wir gerade erst an!

Merken Sie auch, dass Sie sich nach dem ersten Teil dieser Übung körperlich entspannter und geistig ruhiger fühlen? Das sind die wunderbaren Auswirkungen des Wahrnehmens der reinen Bewusstheit – ganz gleich, ob Sie sie schon gespürt haben oder nicht. Bald schon werden Sie sich selbst mitten im hektischen Alltagstrubel auf dieser ruhigen, feineren Ebene aufhalten. Aber es gibt noch mehr zu erfahren, also – weiter geht's!

Schließen Sie erneut Ihre Augen. Beobachten Sie wie zuvor aufmerksam und ganz unbefangen Ihre Gedanken. Diesmal wird es Ihnen schon leichter fallen und Sie stellen vielleicht fest, dass sich Ihre Gedanken rasch legen oder ganz aufhören. Beobachten Sie einige Minuten aufmerksam. Achten Sie nach zwei bis drei Minuten darauf, wie Sie sich fühlen.

Ich warte wieder …

Haben Sie während dieser zwei bis drei Minuten eine gewisse Stille oder Ruhe oder Frieden empfunden? Vielleicht auch Freude, Liebe, Mitgefühl, ein Hochgefühl, Glücksgefühl oder Ähnliches? Dieses gute Gefühl, das Sie gespürt haben, ist Ihr Eu-Gefühl!

Wenn Sie sich das nächste Mal mit geschlossenen Augen hinsetzen, dann machen Sie bitte Folgendes: Beobachten Sie Ihre Gedanken und warten Sie, bis Ihr Eu-Gefühl in Ihrer Wahrnehmung auftaucht. Denken Sie daran: Ihr Eu-Gefühl kann etwas so Einfaches sein wie Stille oder Ruhe oder etwas so Tiefgreifendes wie Ekstase. Kein Eu-Gefühl ist besser oder schlechter als ein anderes. Welches Eu-Gefühl auch immer auftritt, beobachten Sie es gelassen. Wenn neue Gedanken auftauchen, beobachten Sie sie einfach ganz unbefangen. Sie werden dann entweder dem Nicht-Denken (der reinen Bewusstheit) weichen oder Ihrem Eu-Gefühl. Was auch immer auftritt –

Gedanken, Eu-Gefühl oder reine Bewusstheit – beobachten Sie es ganz unbefangen und tun Sie nichts anderes. Das ist ganz wichtig: Tun Sie nichts anderes, als Ihre Gedanken zu beobachten und auf Ihr Eu-Gefühl zu warten. Sobald Sie Ihr Eu-Gefühl wahrnehmen, konzentrieren Sie sich klar und aufmerksam darauf. Bisweilen haben Sie vielleicht weder Gedanken noch ein Eu-Gefühl. Das ist dann reine Bewusstheit. Dann warten Sie einfach in dieser reinen Bewusstheit und Ihr Eu-Gefühl wird wieder auftreten. Genießen Sie dann die Art und Tiefe Ihres Eu-Gefühls, indem Sie es entspannt und aufmerksam zugleich beobachten.

Sehen Sie, wie einfach das ist? Ihre Haltung ist immer die gleiche, ganz egal, was sich auf der Leinwand Ihres Geistes abspielt. Sie sind Beobachter, nicht mehr.

Greifen Sie nie in Ihre Gedanken oder Ihre Eu-Gefühle ein, versuchen Sie nie, sie zu kontrollieren.

Glauben Sie mir, alles wird für Sie erledigt. Mussten Sie etwas dafür tun, dass Sie sich entspannten oder sich friedvoll fühlten? Nein, das ging alles automatisch. Durch die Weisheit Ihres Eu-Gefühls wird alles von selbst für Sie erledigt, sobald Sie seiner gewahr sind. Verkomplizieren Sie es nicht, sonst landen Sie wieder auf dem Pfad des Kämpfens und Leidens.

Nehmen Sie nun den oben beschriebenen Quantum-Entrainment®-Prozess mit geschlossenen Augen wieder auf. Praktizieren Sie ihn diesmal etwa fünf Minuten lang. Nehmen Sie sich, wenn Sie fertig sind, ausreichend Zeit, um Ihre Augen langsam zu öffnen, und lesen Sie dann weiter.

Wie fühlen Sie sich jetzt? Sind Sie in diesem Moment Ihres Eu-Gefühls gewahr? Und fällt Ihnen etwas auf? Ihre Augen sind offen und Sie sind Ihres Eu-Gefühls gewahr. Ist das nicht erstaunlich? Vorhin mussten Sie noch Ihre Augen schließen und tief in Ihren Geist eintauchen, um es zu finden. Schauen Sie nur, was passiert ist. Ihr Eu-Gefühl ist Ihnen nach außen in die Aktivität gefolgt. Ist das nicht großartig?

Denken Sie daran, dass das Eu-Gefühl keine Grenzen kennt, das heißt, es ist immer da. Die meiste Zeit Ihres Lebens haben Sie es bislang einfach nur ignoriert. Und das werden Sie auch wieder tun. Aber durch das regelmäßige Praktizieren von QE wird es Ihnen stets im Handumdrehen wieder zur Verfügung stehen. Sie legen damit den Grundstein für ein Leben, das sich bisher noch Ihrer Vorstellungskraft entzieht. Irgendwann in nicht allzu ferner Zukunft wird Ihnen bewusst werden, dass Sie ein Leben voller Glückseligkeit führen, das Ihre kühnsten Träume übersteigt.

Aber es geht noch weiter, man könnte sogar sagen, dass das Beste noch vor uns liegt. Ich möchte, dass Sie nun mit der QE-Übung, wie Sie sie eben gelernt haben, fortfahren. Schließen Sie Ihre Augen und beobachten Sie, was sich auf der Leinwand Ihres Geistes abspielt. Beobachten Sie es, bis Sie Ihres Eu-Gefühls gewahr werden, und beobachten Sie dann das Eu-Gefühl mit liebevoller Aufmerksamkeit. Greifen Sie nicht ein, tun Sie nichts damit, sondern versenken Sie sich nur in Ihr Eu-Gefühl. Falls es sich in ein anderes Eu-Gefühl verwandelt, dann schauen Sie auch das neue genau an. Machen Sie das drei bis fünf Minuten lang.

Wenn Sie den Eindruck haben, es sei an der Zeit, dann öffnen Sie die Augen und fahren mit der QE-Übung fort! Sitzen Sie mit offenen Augen da, blicken Sie entspannt vor sich hin und werden Sie Ihres Eu-Gefühls gewahr. Praktizieren Sie QE mit offenen Augen. Sie werden Gedanken haben, Sie werden ein Eu-Gefühl haben und reine Bewusstheit, alles mit offenen Augen. Fahren Sie noch ein bis zwei Minuten fort, stehen Sie dann langsam auf und betrachten Sie einen Gegenstand in der Nähe. Schauen Sie ihn an und werden Sie Ihres Eu-Gefühls gewahr. Schauen Sie dann einen anderen Gegenstand an, während Sie gleichzeitig Ihr Eu-Gefühl beobachten.

Wenn Sie dazu bereit sind, gehen Sie langsam im Raum umher. Spüren Sie, wie Ihr Körper sich bewegt, wie Sie das

Gleichgewicht von einem Bein auf das andere verlagern und wie der Boden gegen Ihre Füße „drückt". Wenn Ihr Eu-Gefühl nicht da ist, dann finden Sie es durch einfache Bewusstheit wieder. Setzen Sie alle Ihre Sinne ein, während Sie langsam im Zimmer umhergehen. Achten Sie auf die Geräusche im Raum, spüren Sie, wie die Luft über Ihre Haut streicht, fahren Sie mit Ihrer Hand über eine Pflanze oder einen anderen Gegenstand, setzen Sie Ihren Tast- und Geschmackssinn ein. Kehren Sie währenddessen immer wieder zu Ihrem Eu-Gefühl zurück, wenn Sie merken, dass es nicht mehr da ist. Halten Sie inne und werden Sie nur Ihres Eu-Gefühls gewahr. Nehmen Sie wahr, wie es sich verstärkt oder in ein anderes Eu-Gefühl verwandelt. In Wirklichkeit verändern sich weder seine Intensität noch das Gefühl selbst. Sie werden einfach nur bewusster für die unendlichen Manifestationen Ihres Selbst (des Eu-Gefühls), die über Sie als Person hinausgehen. Das sind *Sie*, so, wie Sie sein sollten, es ist Ihre eigentliche Natur. Nicht verstrickt in vom Ego manipulierte und auf Angst basierende Aktivitäten, sondern einfach im Einklang mit Ihrem Selbst. Nichts ist wichtiger oder erfüllender. Sich in seine Umwelt zu verlieben, während man des Eu-Gefühls gewahr ist, das bezeichne ich als QE-Gewahrsein. Es ist die Grundlage für Fülle und das uneingeschränkte Wertschätzen dessen, was ist. Sie werden ein wenig Zeit benötigen, bis Sie sich daran gewöhnen, die Welt mit *neuen* Augen zu betrachten. Nach einer kurzen Zeit, in der Sie mit QE-Gewahrsein ein neues Gleichgewicht finden, werden Sie alles über QE-Intention lernen, also darüber, wie man persönliche Vorschläge und Bitten an Mutter Natur richtet. Anschließend müssen Sie nur noch aus der Fülle des QE-Gewahrseins zuschauen, wie sie eine neue Welt für Sie erschafft.

Quantum Entrainment® –
die Anleitung in Kurzform:

- Setzen Sie sich mit geschlossenen Augen bequem hin und lassen Sie Ihre Gedanken zehn bis fünfzehn Sekunden lang wandern.

- Beobachten Sie Ihre Gedanken ganz unbefangen, wie eine Katze ein Mauseloch beobachtet.

- Ihre Gedanken werden nach und nach ruhiger oder langsamer und versiegen schließlich ganz.

- Beobachten Sie ganz ruhig, was auch immer sich zeigt.

- Schon bald wird sich ein gutes Gefühl einstellen, Ihr Eu-Gefühl.

- Beobachten Sie nun klar und unbefangen Ihr Eu-Gefühl.

- Es wird sich verstärken oder sich in ein anderes Eu-Gefühl verwandeln oder es werden Gedanken auftauchen.

- Beobachten Sie, was auch immer passiert, als würden Sie sich einen Film ansehen.

- Öffnen Sie die Augen und fahren Sie einfach mit dem unbefangenen Beobachten fort.

- Gehen Sie langsam im Raum umher und beschäftigen Sie sich mit verschiedenen Gegenständen.

Wenn Ihnen auffällt, dass Ihr Eu-Gefühl verschwunden ist, nehmen Sie einfach wahr, was Sie fühlen. Beobachten Sie dies eine Weile und nehmen Sie sich dann andere Gegenstände vor. Das ist QE-Gewahrsein.

Kerngedanken von Kapitel 7

- QE™ führt Ihr normales Bewusstsein in reine Bewusstheit über, wo Sie das Eu-Gefühl wahrnehmen.

- Das Schöne an QE ist, dass es den Geist friedlich in QE-Gewahrsein ruhen lässt.

- Greifen Sie während des QE-Prozesses nie in Ihre Gedanken oder in Ihr Eu-Gefühl ein und versuchen Sie nicht, diese zu steuern.

- Beobachten Sie, was immer sich zeigt, als wäre es ein Film, den Sie sich ansehen.

- Denken Sie daran, dass das Eu-Gefühl keine Grenzen kennt und immer da ist. Sie müssen nur seiner gewahr werden. Dieses Gewahrwerden bedarf keiner Anstrengung.

- QE-Gewahrsein, also der Zustand, in dem Sie das Eu-Gefühl auch bei Aktivitäten empfinden, entspricht Ihrer eigentlichen Natur.

8. Leben am Grunde Ihres Geistes

*Ich definiere Freude als nachhaltiges Gefühl
des Wohlbefindens und des inneren Friedens – als
Verbindung zu dem, was wirklich zählt.*

Oprah Winfrey

Nun haben Sie also das Eu-Gefühl in sich gefunden und damit gleichzeitig den Dreh- und Angelpunkt des Lebens entdeckt. Wenn Sie des Eu-Gefühls gewahr werden, verankern Sie Ihr Leben in der unerschütterlichen, unbegrenzten und zeitlosen Essenz der Schöpfung. Ohne Gewahrsein des Eu-Gefühls ist das Leben nicht im Gleichgewicht. Aber das betrifft Sie ja nun nicht länger, zumindest nicht persönlich. Jetzt, da Sie sich zu den neu Erwachten zählen dürfen, bleibt keine Zeit, sich auf Ihren Lorbeeren auszuruhen. Denn auch wenn das Wahrnehmen des Eu-Gefühls mühelos ist, müssen Sie sich ein wenig Zeit dafür nehmen, es in Ihren Alltag zu integrieren, sofern Sie nicht in einer einsamen Höhle leben möchten.

Meine beiden Bücher *Quantenheilung: Wirkt sofort – und jeder kann es lernen* sowie *Quantenheilung erleben: Wie die Methode konkret funktioniert* zeigen Ihnen Schritt für Schritt, wie Sie täglich „Mini-Wunder" und von Zeit zu Zeit auch etwas größere wirken können. Sie erfahren darin, wie man QE zum Lindern und Beheben körperlicher Schmerzen und Probleme sowie psychischer Störungen einsetzen kann. Zudem lernen Sie, wie man QE auf alles mögliche anwendet – von Sport bis zu alltäglichen Dingen wie Essen und Schlafen. In *Quantenheilung erleben* habe ich ein ganzes Kapitel dem Thema gewidmet, wie Sie Ihren Kindern QE beibringen können. Ich möchte Sie daher bezüglich der Einsatzmöglichkeiten von QE auf diese beiden Bücher verweisen. Sie werden erstaunt, erfreut und begeistert sein zu entdecken, wie Sie Ihre neu gefundene Bewusstheit in Alltagssituationen einsetzen können.

Im vorliegenden Buch liegt der Schwerpunkt allerdings bei einem anderen, weniger offensichtlichen Thema. Als Sie QE gelernt haben, lernten Sie, über mentale und emotionale Aktivitäten hinaus in die reine Bewusstheit zu gehen. Anschließend erfuhren Sie, wie man aus der reinen Bewusstheit heraus nicht etwa in die normale Welt zurückkehrt, sondern das Eu-Gefühl wahrnimmt. Das Eu-Gefühl verankert Ihre Bewusstheit auf der tiefsten und ruhigsten Ebene des Geistes – auf der Ebene, auf der die Gedanken entstehen. Geborgen in der Seligkeit des Eu-Gefühls werden Sie so Zeuge von Schöpfung. Sobald Sie sich in dieser Rolle als Zeuge wohl fühlen, werden Sie lernen, wie Sie ausgehend von der subtilen und kraftvollen Lebensebene, die sich tief im Geist befindet, zum Schöpfer werden. Diesen Prozess des Erschaffens von Kraft, Schönheit und Liebe in ihrer höchsten Form – von Reichtum und Wohlbefinden einmal ganz abgesehen – nenne ich „QE-Intention". Sobald Sie QE-Intention erlernt haben, werden Sie zum Meister der Schöpfung, und zwar indem Sie nichts tun.

Sie werden das Nicht-Tun erlernen und von da an in der Lage sein, Ihre Wünsche zu erfüllen. Sie werden Kräfte in Gang setzen, die zugleich subtil und gewaltig sind, um das, was Sie sich wünschen, auf der materiellen Ebene Realität werden zu lassen. Sie werden etwa lernen, wie Sie QE-Intention einsetzen können, um finanziell sorgenfrei zu werden, mit Gefühlen umzugehen, Probleme zu lösen, chronische Krankheitsmuster zu durchbrechen und – was mindestens ebenso wichtig ist – andere beim Erfüllen ihrer Herzenswünsche zu unterstützen. Ich vereinfache die Dinge gerne. Überall, wohin ich schaue, sehe ich, wie die Menschen härter arbeiten und dabei weniger erreichen. Die stetig steigende Arbeitsmenge und die sinkende Qualität scheinen direkt proportional zur Menge an Aufgaben zu sein, die man gleichzeitig bewältigen kann. In der Wirtschaft gibt es eine Bewegung dahingehend, weniger zu tun und mehr zu erreichen. Merkwürdigerweise ist das Erreichen dieses Ziels offensichtlich schon wieder mit harter Arbeit verbunden. Es ist die Art des nicht in Bewusstheit verankerten Geistes, des aktiven Verstands unseres modernen Lebens, immer mehr und mehr zu tun und nach der ultimativen Lösung zu suchen. Paradoxerweise ist aber der ruhige Geist, der tief in der Harmonie des inneren Friedens verankert ist, derjenige, der die Lösung gefunden hat. Das Mantra des von QE geprägten Geistes lautet: „Tu nichts und erreiche alles." Sobald Sie sich wohl damit fühlen, in der Bewusstheit zu verweilen, werden Sie QE-Intention erlernen, also: wie Sie alles bekommen, indem Sie nichts tun.

Man kann das Eu-Gefühl natürlich nicht wirklich „benutzen". Aber Sie können in verschiedenen Situationen des Eu-Gefühls gewahr werden und beobachten, wie es Ihre eigene Lebensqualität und die Ihres Umfelds bereichert. Es ist ein ganz erstaunlicher Prozess. Ihr Verstand wird zunächst die Ärmel hochkrempeln und sich an die Arbeit machen wollen. Man hört förmlich schon das Ego tönen: „Ich kann ein ganz großes Rad drehen und jede Menge coole Sachen in meinem Leben manifestieren!" Diese Aussage ist bestimmt von dem Drang, sichtbare Werte zu erzeugen und eine Wirkung zu erzielen. Es ist nur das Ego, das sich brüsten will und schon bald erkennt, wie viel sinnvoller es ist, sich zurückzulehnen und der Natur – oder in diesem Fall dem Eu-Gefühl – freien Lauf zu lassen. Innerhalb kürzester Zeit wird mehr als deutlich werden, dass die Schöpfung bisher immer prima klar kam, auch ohne irgendwelche Hilfe von Ihrem Ego. Und so fällt die Bürde des Schöpfertums von Ihren Schultern ab wie ein abgetragenes

Kleidungsstück, das durch die Erkenntnis ersetzt wird: „Ich bin der Beobachter, durch den die Schöpfung sich entfaltet."

Ich werde in diesem Buch nicht so sehr auf die äußerlichen Zeichen des Erschaffens eingehen, wie ich dies in den vorherigen getan habe. Stattdessen werden Sie lernen, sich in die tiefe Stille des Selbst zu versenken, um von dort aus im Verborgenen einen Samen in die Erde zu legen, dessen Blüte der tausendblättrige Lotus Ihres Lebens sein wird. Innere Erfüllung wird sich in jedem Bereich Ihres Lebens widerspiegeln ... Und natürlich können Sie trotzdem jede Menge coole Sachen manifestieren! Lassen Sie uns also den nächsten Schritt auf dem Weg zu innerem Frieden und äußerer Fülle machen. Als Auftakt werden Sie lernen, des Eu-Gefühls gewahr zu werden, während Sie kleinere, relativ ruhige Tätigkeiten ausführen. Machen Sie es sich also wieder im Sessel bequem und beginnen Sie mit der nächsten Erfahrung.

Erfahrung: Im Eu-Gefühl™ verweilen

Suchen Sie sich einen bequemen Platz, an dem Sie in den nächsten rund 15 Minuten weder vom Telefon noch von Familienangehörigen oder von Haustieren gestört werden. Wiederholen Sie die QE-Übung, die Sie in Kapitel 7 gelernt haben. Nachdem Sie durch den Raum gegangen und des Eu-Gefühls in den Gegenständen um Sie herum gewahr geworden sind, kehren Sie zu Ihrem Platz zurück und schließen die Augen. Werden Sie wieder des Eu-Gefühls gewahr und bleiben Sie 5 Minuten lang dabei ...

Bewegen Sie nach rund 5 Minuten langsam einen Ihrer Finger. Werden Sie dann sofort für 5 bis 10 Sekunden des Eu-Gefühls gewahr. Bewegen Sie als Nächstes die gesamte Hand und kehren Sie wieder für 5 bis 10 Sekunden zum Eu-Gefühl zurück. Wiederholen Sie dies mit anderen Körperteilen und kehren Sie immer wieder zum Eu-Gefühl zurück. Sie könnten zum Beispiel von der Hand zur Nase, dann zum linken Auge, zum rechten Knie und schließlich zu Ihren Lippen wandern. Wohin Sie gehen oder in welcher Reihenfolge, das ist unwichtig. Denken Sie einfach nur daran, die jeweilige Körperstelle zu bewegen und anschließend 5 bis 10 Sekunden des Eu-Gefühls gewahr zu werden. Beenden Sie die Erfahrung mit weiteren 3 bis 5 Minuten QE, also mit dem unbefangenen Wahrnehmen des Eu-Gefühls.

Am liebsten sähe ich es, wenn Sie diese Übung zwei bis vier Mal am Tag durchführten, im Idealfall für jeweils 15 Minuten. Falls dies nicht möglich ist, reicht auch weniger Zeit aus. Wenn Sie es schaffen, drei oder vier „Übungseinheiten" von je 5 Minuten in Ihren Tagesablauf einzubauen, ist das völlig in Ordnung. Wichtig ist vor allem, dass Sie die Übung in den nächsten drei bis vier Tagen gewissenhaft durchführen. So können Sie einen soliden Grundstein für QE-Gewahrsein legen, auf dem wir später mit QE-Intention aufbauen können. Lesen Sie sich die Anleitung, wie man QE praktiziert, mindestens einmal pro Tag durch, um sicherzustellen, dass Sie genau wie beschrieben vorgehen und sich keine Fehler einschleichen. Nutzen Sie jede Gelegenheit, in der Tiefe Ihres Geistes Zeit mit dem Eu-Gefühl zu verbringen, denn von dieser Ebene der Bewusstheit aus werden Sie Ihr Leben neu erschaffen.

Sie müssen die Erfahrung übrigens nicht immer im Sitzen durchführen. Wann immer Sie daran denken – beim Autofahren, im Gespräch mit Kollegen, beim Zähneputzen oder egal wo –, werden Sie einfach des Eu-Gefühls und der tiefen Ruhe, die sein ständiger Begleiter ist, gewahr. Machen Sie sich einen Spaß daraus, keine Pflicht. Sie werden bald feststellen, dass Ihr Geist ganz automatisch ins Eu-Gefühl geht, wenn sich die Gelegenheit hierzu ergibt. Gehen Sie einfach mit dem Fluss und denken Sie daran, immer mal wieder in Ihr Eu-Gefühl einzutauchen, wenn es Ihnen gerade in den Sinn kommt. Ob Sie des Eu-Gefühls ein paar Minuten oder nur ein paar Sekunden gewahr sind, ist an diesem Punkt nicht entscheidend. Unser Motto lautet: „Wenn es keinen Spaß macht und nicht leicht fällt, dann ist es nicht QE."

Während Sie in der nächsten Zeit stärker mit der friedvollen, grenzenlosen Natur des Eu-Gefühls in Verbindung treten und das QE-Gewahrsein Schritt für Schritt Einzug in Ihren Alltag hält, möchte ich gerne einige weitere Themen aufgreifen. So werde ich beispielsweise näher auf die Begriffe Geist, Ego, Begierde und Leiden eingehen. Ich bin sicher, dass Sie diese Themen äußerst spannend finden werden, und kann es gar nicht erwarten, Ihnen mehr davon zu erzählen. Also, schnallen Sie sich an! Die Fahrt geht weiter ...

Kerngedanken von Kapitel 8

- Der Verstand, der des Eu-Gefühls *nicht* gewahr ist, erzeugt immer mehr Aktivitäten und sucht nach Lösungen für immer mehr Probleme.

- Das Ego möchte der Handelnde sein.

- Die ultimative Antwort auf die unzähligen Probleme, denen wir uns gegenübersehen, lautet: „Tu nichts und erreiche alles."

- Innerer Friede und äußere Fülle beginnen und enden mit QE-Gewahrsein.

- Führen Sie die Erfahrung „Im Eu-Gefühl verweilen" mehrmals am Tag für etwa fünf bis zehn Minuten durch.

- Üben Sie QE-Gewahrsein (also das Eu-Gefühl während verschiedener Aktivitäten), wann immer Sie tagsüber daran denken, also: wenn Sie Auto fahren, sich unterhalten, essen und so weiter ...

9. Eu-Gefühl™, Ego und Ihre Überzeugungen

Nichts hat Bestand mit Ausnahme der Veränderung.

Heraklit

Das Eu-Gefühl ist grenzenlos. Es ist der erste und feinste Ausdruck von Form, vergleichbar der Kombination aus Linse und Film im Filmprojektor. Das pure Licht der reinen Bewusstheit scheint durch die Linse des Eu-Gefühls und wird zu dem uns bekannten Muster aus Hell und Dunkel, das wir auf der Leinwand als Film erkennen. Dabei bilden Hell und Dunkel auf der Leinwand das Leben ab, das wir außerhalb des Films führen. Worauf ich hinaus will, ist Folgendes: Alle erschaffenen Formen haben ihren Ursprung im Eu-Gefühl, in Ihrer Lebensessenz, in Ihnen selbst! Womöglich sollten wir es besser als „Du-Gefühl" bezeichnen. [Engl.: *You-feeling*. Im Original ist dies ein schönes Wortspiel, da *eu* und *you* im Englischen identisch klingen. Anm. d. Übers.]

Bekommen Sie allmählich eine Ahnung davon, wer Sie wirklich sind? Welche Rolle Sie bei der Erschaffung dieses Universums spielen? Sie sind das grenzenlose Herz der Schöpfung, aus dem der Kosmos geboren wird, das ihn am Leben erhält und in das hinein er sich wieder auflöst. Nicht Sie befinden sich im Universum. Das Universum befindet sich in Ihnen! Es ist allein Ihre Überzeugung, dass Sie der Film seien, der Sie davon abhält, Ihr wahres Selbst und die Stellung, die Sie innehaben, zu würdigen und zu schätzen. Vielleicht haben Sie schon einmal irgendwo gehört oder gelesen, dass *Sie* der Schöpfer Ihrer Welt seien. Leider wird dieser Satz fast immer missverstanden. Wir sollten hier unterscheiden zwischen einem kleinen „Sie" und einem großen „Sie": Das große „Sie" ist Ihr Eu-Gefühl und das kleine „Sie" ist Ihr Ego. Um Sie nicht unnötig zu verwirren, werde ich in meinen weiteren Ausführungen das große „Sie" als Selbst oder Eu-Gefühl bezeichnen und das kleine „Sie" als Ich oder Ego. Wenn man uns sagt, wir seien Schöpfer unserer Welt, dann betrachten wir dies fast immer mit der durch Ursache-Wirkungs-Zusammenhänge begrenzten Sichtweise des Ego. Das kann häufig zu Problemen führen, weil die Bedürfnisse des Ego auf die Bedürfnisse des einzelnen Menschen beschränkt sind. Das Bewusstsein des Individuums spiegelt nur die Bedürfnisse des Individuums wider und diese zielen allein darauf ab, das Individuum zu schützen und zu fördern. Das ist per Definition so. Das Bewusstsein des Einzelnen ist vom universellen Bewusstsein abgeschnitten.

Selbst wenn ein Individuum selbstlos handelt, geschieht dies stets, um begrenzte individuelle Bedürfnisse zu befriedigen. Sicherlich kennen auch Sie Menschen, die stolz sind auf den Einsatz, den sie für gemeinnützige Organisationen, kirchliche Einrichtungen, Obdachlosenheime oder Ähnliches leisten. Häufig kommen sich diese Menschen sehr wichtig vor, in Extremfällen werden sie sogar arrogant und überheblich. Am anderen Ende des Spektrums finden wir Menschen, die extrem unterwürfig sind und andere mit ihren Diensten, ihrer Bescheidenheit und ihrer ständigen Sorge nahezu erdrücken. Das Gute, das sie tun, leidet häufig durch ihr unechtes, aufgesetztes Benehmen, denn auch dieses ist nichts anderes als die Manifestation eines Ego, das erfolglos versucht, ein inneres Bedürfnis nach Anerkennung oder Akzeptanz oder Ähnlichem zu befriedigen. Die grundlegende Motivation unterscheidet sich dabei nicht von derjenigen einer Person, die nach Macht, Ruhm oder Reichtum strebt. Allein der Ausdruck ist ein anderer. Es war Jesus, der uns warnte, dass das Reich Gottes nicht durch gute

Taten zu erlangen sei. Gute Taten können auf Schwäche, Angst oder allen möglichen anderen verborgenen Gründen basieren.

Wenn sich das individuelle Bewusstsein erweitert und zum universellen Bewusstsein wird, werden die Handlungen des Einzelnen von der universellen Weisheit geleitet. Diese weiß genau, was wann und wo zu tun ist. Wenn die reine Bewusstheit durch die Linse des *Ego* scheint, wird sie verzerrt durch die Ängste und Hoffnungen, die das Ego tief in seinem Inneren hegt. Diese Verzerrungen erschaffen Gelüste und einseitige Begierden, die uns Menschen einen gewundenen, qualvollen Weg entlangführen, der erst dann endet, wenn der Reisende seinen letzten Atemzug tut.

Das Ego ist kein Wesen. Es hat keine wirkliche Substanz. Das Ego ist ein Schatten, eine verzerrte Darstellung von Hell und Dunkel auf der Leinwand des Bewusstseins. Merkmale des Ego sind die Attribute, die zum Ich gehören – wer Sie sind, was Sie wollen und Ihre Reaktionen auf das, was andere Menschen über Sie denken. Dem Ego geht es gut, wenn Sie das Ruder Ihres Lebens in die Hand nehmen. Wenn Sie annehmen, dass Sie aus Körper und Geist bestehen, ein Vater oder eine Tochter sind, einen Job, eine Familie, eine Zukunft und eine Vergangenheit haben, dann verstärken Sie damit Ihren Glauben an die Erscheinungswelt der Veränderung, des Wandels. Wenn Sie annehmen, dass irgendein Teil der Schöpfung Teil Ihres „Urselbst" ist, dann glauben Sie an Veränderung und Veränderung ist Tod.

Wissen Sie, woher das Ego kommt? Wie und warum es sich bildet? Wie man seinen unstillbaren Hunger nach Macht stillt? Das Ego kann der „Schulhofrüpel" sein oder sein ängstliches Opfer. Es kann verletzend oder hilfsbereit sein. Immer jedoch handelt es in seinem ureigenen Interesse und aus Angst – selbst wenn es als Schulhofrüpel in Erscheinung tritt.

Das Ego ist ein Teil der Ganzheit, zumindest sieht es sich selbst so. Es ist ein Stück Schatten – Dunkelheit, die ins Dunkle sieht und versucht, das Licht zu finden. Das Ego ist Bewusstsein, das sich vom inneren Licht des Selbst abwendet. Es glaubt, dass Dinge und Gedanken die dunkle Leere füllen könnten, zu der es geworden ist. Lassen Sie uns genauer betrachten, wie das Ego geboren wird.

Das normale Bewusstsein ist Ego-Bewusstsein. Oder anders ausgedrückt: Wenn wir uns unseres unbegrenzten Zustands als Zeuge der Schöpfung nicht bewusst sind, dann nehmen wir unsere Begrenzungen wahr. Der QE-Prozess führt das begrenzte normale Bewusstsein zum vollständigen Erkennen unseres inneren Selbst als Eu-Gefühl. Wenn wir des Eu-Gefühls gewahr sind und gleichzeitig handeln – ein Zustand, den ich als „QE-Gewahrsein" bezeichne –, dann ist dieses Handeln ein vollkommener Ausdruck der Ganzheit, die wir in unserer Bewusstheit haben. In QE-Gewahrsein ruhend haben wir nicht das Gefühl, Handelnde zu sein, wir sind vielmehr Beobachter, die die Handlungen betrachten, die unsere Körper-Geist-Einheit ausführt. In QE-Gewahrsein ist die Rolle des Ego gedämpft und die reinen kreativen Kräfte des Lebens drücken sich durch uns aus. Oder um eine zugegebenermaßen etwas abgedroschene Analogie zu verwenden: Auf Ihrer Autofahrt durch das Leben wird das Ego auf den Beifahrersitz verfrachtet und das Selbst darf ans Steuer. Sie identifizieren sich mit Ihrem Ego (denn genau das ist das Ego, die Identifikation mit einer einzelnen Person). Daher haben Sie das Gefühl, das Auto werde von jemand anderem gelenkt. In diesem Fall von einem allwissenden Fahrer, der es gut mit Ihnen meint, den Weg kennt und sicher fährt. Sie müssen sich nur noch zurücklehnen und die Fahrt genießen. Je mehr sich das QE-Gewahrsein entwickelt, umso mehr werden Sie feststellen, dass Sie sowohl Fahrer als auch Beifahrer sind, aber darauf gehen wir ein andermal näher ein.

Wenn wir die Bewusstheit des Eu-Gefühls verlieren, klemmt sich das Ego wieder hinters Steuer und all die Sorgen und Probleme unserer Fahrt auf der Straße des Lebens machen sich erneut in unserem Bewusstsein breit. Die Freude an der Fahrt verblasst angesichts der Anstrengung, auf dem richtigen Weg zu bleiben. Das normale Bewusstsein ist wieder auf den Plan getreten und das Ego nimmt erneut seine verzweifelte Suche nach Frieden und Glück auf.

Das Eu-Gefühl ist grenzenlos und jenseits von Raum, Zeit und Tod. Nichts kann das Eu-Gefühl zerstören, denn es ist der Schöpfer und somit auch jenseits der Angst. In dem Moment, in dem die Bewusstheit sich vom Anker des grenzenlosen Eu-Gefühls losreißt, wird sie zum begrenzten, auf den Einzelnen bezogenen Bewusstsein. Anders gesagt: Sie wird zum Ego.

Das Ego, das seiner unbegrenzten Natur nicht gewahr ist, fühlt sich verletzlich und angreifbar, anfällig für die zerstörerischen Kräfte dessen, was es als Ursache und Wirkung sieht. Ist die Verbindung zur Unendlichkeit unterbrochen, spürt das Ego zum ersten Mal Angst und wird zum Darsteller in dem Film mit dem Titel „Ego gegen den Rest der Welt". Es muss sich schützen und tut sich in seinem persönlichen Kampf gegen den Tod gleichzeitig mit dubiosen Verbündeten zusammen.

Weil es nicht mit der reinen Bewusstheit verbunden ist, verspürt das Ego eine tiefe innere Leere, die es mit den Dingen dieser Welt zu füllen versucht. Es strebt den Besitz materieller Dinge wie Häuser, Autos und Geld an, die es über den Besitz zu kontrollieren trachtet. Es verbringt eine Menge Zeit damit, Beziehungen zu kontrollieren. Es verliebt sich in die Macht des Verstandes und manipuliert gedankliche Konzepte und Systeme, stets in der Hoffnung, durch sein Verständnis die innere Leere füllen zu können. Das Ego stürzt sich in verzweifelte Aktivitäten und giert ständig nach mehr. Es verspürt den Drang, sich möglichst mit allem vollzustopfen, was nur irgendwie in es hineinpasst. Es wird an der Tafel des Lebens immer dicker und fetter, denn sein Hunger kann niemals gestillt werden. Das Ego glaubt, wenn es nur genug von den Dingen anhäufen könne, die es auf dieser Welt gibt, dann sei es irgendwann satt und zufrieden. Diese von Angst getriebene Annahme, die auf der

Wahrnehmung von Mangel und eigener Unzulänglichkeit beruht, ist der einzige Grund für menschliches Leid. Es ist' die
Nabe, um die sich jedes kämpfende Ego auf dem Rad des Kar-
mas dreht, dem Rad von Ursache und Wirkung.

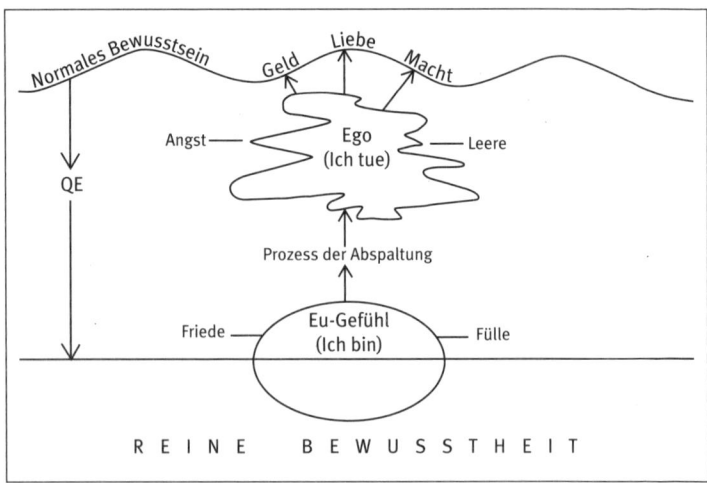

Abbildung 2: Die Geburt des Ego

Diese *irrige Annahme des Ego* treibt es immer weiter weg von
den offenen Armen der reinen Bewusstheit. Das Ego hat das
Gefühl, es müsse stets weiterschwimmen und seinen Kopf im
Ozean von Ursache und Wirkung über Wasser halten. In Wirklichkeit ist genau das Gegenteil der Fall. Für das Ego fühlt sich
dieser Gedanke wie Selbstmord an. Aber sobald es sein wildes
Strampeln aufgibt, sinkt es zurück in die ruhigen Tiefen des
Geistes und kann in der Fülle des Eu-Gefühls zur Ruhe kommen. Mit dem Gewahrsein des Eu-Gefühls geht die Aufhebung
der Angst einher und die Erkenntnis, dass Fülle unsere wahre
Natur ist.

Das Ego ist nicht schlecht oder negativ, es ist lediglich fehl-
geleitet. Wir müssen das Ego nicht eliminieren. Im Gegenteil –

wir müssen es erweitern, bis es unendlich groß ist. Ist es sich erst seines unbegrenzten Zustands bewusst, so entspannt es sich und wechselt bereitwillig auf den Beifahrersitz über. Bereit, die Reise auf dem Lebensweg fortzusetzen, macht das Ego es sich in seiner Rolle als aufmerksamer und dankbarer Beobachter bequem. Sobald es die Kontrolle aufgibt, wird dem Ego klar, dass es in Wirklichkeit nie etwas unter Kontrolle hatte – Ausgangspunkt einer tiefen und wunderbaren Erkenntnis. Das Ego stellt fest, dass es außerhalb der verzerrten Wahrnehmung einer Individualität niemals existiert hat. Es akzeptiert dankbar, dass seine Existenz nie mehr war als ein Schatten, der sich im liebevollen Licht des Eu-Gefühls zerstreut.

Wenn Sie stolz auf Ihre Arbeit sind, wird sich das ändern. Wenn Sie Angst haben zu versagen, wird sich das ändern. Wenn Sie aus einem bestimmten Grund glücklich sind, wird auch das sich ändern. Alles, was entsteht oder geschaffen wird, ist der Veränderung unterworfen. Es wird geboren, hat eine Zeit lang Bestand und löst sich dann wieder in der Fülle auf, aus der es kam. Das sagen nicht nur alle Weisen, sondern es ist auch ein unveränderliches Gesetz sowohl der klassischen als auch der Quantenphysik. Und in Momenten der Klarheit können wir dies auch unmittelbar selbst beobachten. Nichts, was wir kennen, besteht ewig. Jedes Ding ändert sich, nur die Veränderung selbst ist beständig.

Wo liegt also das Problem, wenn man sich mit der sich stetig wandelnden Welt des Ego identifiziert? Nun, wenn alles stets in Veränderung begriffen ist, wo finden Sie dann Stabilität? Wie könnten wir uns jemals sicher fühlen, wenn wir uns nicht darauf verlassen könnten, dass irgendetwas so bleibt, wie es ist? Die Dinge, auf die wir uns verlassen und die uns Sicherheit geben sollen (etwa andere Menschen, die Arbeit, Geld, Gesundheit, Natur, Haustiere und so weiter), ändern sich alle. Wenn die Sache, auf die wir unsere Sicherheit gründen, sich verändert, dann verändert sich auch unser Sicherheitsgefühl. Das normale

Bewusstsein kennt nur den Tod, den die Veränderungen letztendlich bringen. Schaut es nach innen, so findet es einen reißenden Gedankenfluss, der in ein tosendes Meer von Gefühlen mündet. Wo ist da Sicherheit? Sicherheit kann man nicht auf einem sich ständig verändernden, bröckelnden Fundament aufbauen.

Vielleicht hat man Ihnen schon einmal gesagt, Sie seien für alles verantwortlich, was in Ihrem Leben passiert. Vielleicht denken Sie sogar, dass Sie das Leid, das Sie erleben, auf irgendeine Weise selbst verschuldet hätten. Meine Sichtweise ist eine andere: Ob Sie in dieser Welt leiden oder nicht, das hängt ganz allein von Ihrem Blickwinkel ab. Das Problem besteht darin, dass wir glauben, ein besseres Leben für uns erschaffen zu können. Das jedoch ist nichts weiter als Illusion, die verzerrte Widerspiegelung des Geistes durch das Ego, nicht die klare Widerspiegelung der reinen Bewusstheit durch das Eu-Gefühl.

Der Grund, warum wir uns kein besseres Leben erschaffen können, ist der, dass es bereits perfekt ist. Das Problem liegt allein darin, dass wir diese Vollkommenheit nicht erkennen. (Dieses Nichterkennen ist im Übrigen Teil der Vollkommenheit, aber das ist eine längere Geschichte, die wir uns am besten für eine passendere Gelegenheit aufheben.) Wie sehr wir an diese Illusion glauben, das steht in direktem Zusammenhang damit, wie sehr wir glauben, die Dinge im Griff zu haben. Wenn wir denken, dass wir alles unter Kontrolle hätten, sind wir relativ zufrieden mit uns und unserer Position im Leben. Warum sollten wir das Mysterium des Lebens ergründen wollen, wenn doch alles so gut läuft? Das Problem ist, dass wir die Kräfte, die uns von unserem kleinen Hügel persönlicher Errungenschaften und materiellen Reichtums stoßen könnten, stets argwöhnisch im Auge behalten müsscn. Je mehr Zufriedenheit wir verspüren, umso härter müssen wir am Aufrechterhalten der Illusion innerer Sicherheit arbeiten. Stimmt's oder habe ich Recht? Mutter Natur ist ständig damit beschäftigt, die Fäden der Illusion aus dem Gewebe unseres Lebens zu entfernen. In ihren Bemühungen, uns aus unserem Schlaf zu wecken, uns aus dem Traum namens „Ich" zu reißen, ist sie bewundernswert hartnäckig.

Wenn wir leiden, fällt es uns übrigens leichter, die Illusion von Ursache und Wirkung zu durchschauen. Jemand, der leidet, weiß, dass das, was er tut, nicht funktioniert. Insofern wird diese Person wahrscheinlich eher die Idee aufgeben, etwas unter Kontrolle zu haben. Leider wenden wir unsere Aufmerksamkeit in den meisten Fällen schnell wieder der Frage zu, wie wir die Kontrolle zurückgewinnen, und fallen so im Nu wieder in die Illusion zurück.

Wie also sieht die Lösung aus? Wonach suchen wir? Wenn es im Leben nicht um Beziehungen und materiellen Reichtum geht, worum geht es dann? Ist alles eine Frage der Überzeugung und des positiven Denkens? Wenn Sie die Wahrheit sehen, ist kein Glaube erforderlich und das Denken befindet sich in vollkommenem Einklang mit dem Ausdruck der Wahrnehmung. Es geht im Leben nicht darum, die Dinge in positivem Licht zu sehen. Letztendlich geht es einfach darum, das, was ist, zu akzeptieren, und zwar genau so, wie es ist. Sobald das geschieht, stellt sich Friede ein und alles erscheint in perfektem Licht. Es ist keine Anstrengung vonnöten, lediglich ein Erwachen für die Wirklichkeit dessen, was ist.

Das Leben folgt seinen eigenen Gesetzen und lädt uns zum Mitmachen ein. Dabei können wir scheinbar die Kontrolle übernehmen, für kurze Zeiträume zumindest mag es so aussehen, als ob wir das erfolgreich tun, aber niemand bekommt stets alles, was er oder sie sich wünscht. Das Leben unterstützt diese Illusion nicht ständig. Und es wäre töricht, daran zu glauben. Schauen Sie sich doch einmal an, wo Sie heute stehen. Hat Ihre gegenwärtige körperliche, gefühlsmäßige, wirtschaftliche, geistige, intellektuelle oder gesellschaftliche Situation irgendetwas mit dem gemein, was Sie sich vor zehn Jahren vorstellten? Vielleicht sind Sie in zwei oder drei Bereichen nahe dran. Vielleicht geht es Ihnen besser oder schlechter, als Sie erwartet haben. Eins jedoch ist sicher: Ihr Fünfjahresplan war schon in dem Moment Geschichte, als Sie beschlossen, ihn erreichen zu können. Sie können langsam mit dem Strom rudern oder wie wild dagegen anpaddeln – am Ende werden Sie feststellen, dass Sie nicht Herr über die Strömung sind und dass das Leben nur ein Traum ist.

Wenn sich alles in Ihnen gegen diese Idee sträubt, dann liegt das am Ego, das gerade voller Panik an Ihrem Ärmel zupft. Vielleicht fällt es Ihnen schwer, mir zu glauben. Aber wenn Sie noch ein wenig durchhalten, werde ich Ihnen eine andere Sichtweise eröffnen, die nicht nur hilfreich ist, sondern auch unglaublich erleichternd. Sie müssen nicht einmal Ihre Überzeugungen aufgeben. Ansichten und Überzeugungen verändern die Welt nicht, das Eu-Gefühl hingegen schon. Behalten Sie also Ihre Überzeugungen bei und bleiben Sie im Gewahrsein des Eu-Gefühls. Diese Bewusstheit wird es Ihnen erlauben, diejenigen Überzeugungen zu behalten, die funktionieren, und sie wird gleichzeitig ganz sanft all jene auflösen, die nicht zu Ihrem Besten sind. Sie werden schon bald feststellen, dass eine Überzeugung ein relativer, das heißt, kein unabhängiger, selbstständiger Spieler im Spiel des Lebens ist. Das Wissen, das ich Ihnen anbiete, kann in vollem Umfang *erfahren* werden, und zwar unabhängig davon, ob Sie daran glauben oder nicht.

Haben Sie sich schon einmal gefragt, wie Menschen, die sich auf keinerlei Weise vorbereitet haben, erfolgreich sein können, während andere trotz optimaler Voraussetzungen scheitern? Wir erfinden rationale Gründe wie Glück oder Karma, um zu erklären, warum wir Erfolg und Misserfolg nicht steuern können. Da wir tagtäglich beobachten müssen, dass wir unser Leben nicht in der Hand haben, brauchen wir eine derartige, halbwegs plausible Erklärung: Man hat halt Glück oder gutes Karma ... Dennoch bleibt die Tatsache bestehen, dass ständiger Erfolg selbst für jene nicht verfügbar ist, die alle Voraussetzungen dafür schaffen. In Wirklichkeit hält das Leben selbst die Fäden in der Hand, die Kräfte, die unsere Welt von der niedrigsten Amöbe bis hin zur majestätischen Bewegung der Galaxien gedeihen lassen und steuern. Wenn wir mit diesen Kräften harmonieren, wird das Leben zum mühelosen Fluss, dann sind wir im *Flow*. Halten wir dagegen, wird es zum mühsamen Kampf. Wenn wir diese einfache Lektion nicht lernen und weiterhin gegen den Strom anpaddeln, wird dieser Kampf zu einer der unendlichen Varianten des Leids. Was das Leben für uns bereithält, das entspricht nie unseren Vorstellungen. Unser Denken ist selten großartig genug. Das Leben hat uns viel mehr zu bieten, als wir uns vorstellen können. Geben Sie also die Vorstellung auf, Sie wüssten, was für Sie und den Rest der Welt am besten ist, und lassen Sie das *Leben* ans Ruder. Sie werden bald lernen, wie das geht. Und Sie werden staunen ...

Viele sagen, dass wir unser Leben verändern können, wenn wir daran glauben. Wie bereits zuvor erwähnt, hat Glaube nichts damit zu tun. Es ist einfach eine Sache der Wahrnehmung. Wir glauben, was wir sehen. „Nun ja, Frank", werden Sie jetzt womöglich einwenden, „wenn ich fest genug an etwas glaube, dann halte ich es mit der Zeit auch für wahr." Stimmt, wenn auch nur zum Teil. Mir scheint, wir haben hier ein typisches Henne-Ei-Problem. Nehmen wir den alten Spruch „Sehen heißt glauben". Vorurteile sind hier das perfekte Beispiel. Am ehesten denkt man in diesem Zusammenhang wohl an Rassismus, für den es sowohl heutzutage als auch in der Vergangenheit nun wahrlich genügend Beispiele gibt. Wenn Sie glauben, dass Menschen, die eine bestimmte Hautfarbe, Schichtzugehörigkeit oder Geschlechtszugehörigkeit aufweisen, weniger fähig, intelligent, motiviert oder freundlich sind, dann werden Sie mit hoher Wahrscheinlichkeit nach Verhaltensweisen suchen, die Ihre Meinung belegen, und prompt fündig werden. Wie also lösen wir dieses Dilemma mit Glauben und Wahrnehmen? Die Antwort ist ganz einfach.

Betrachten wir das Ganze doch einmal unter dem Gesichts-
punkt von Ursache und Wirkung. Wenn ein Sturm über einen
Baum hinwegfegt, könnten wir sagen, dass der Wind die Ursache ist und sich als Wirkung ein umgestürzter Baum zeigt. Fragen wir dann weiter nach, was den starken Wind verursacht
hat, könnten wir angeben, dass es die Wärme war, die vom
Meer aufstieg und sich mit der darüberliegenden Kaltluft ver-
mischte. Verfolgen wir die Ursachenkette noch weiter und untersuchen, was zur Erwärmung des Meeres führte, könnten wir
die Sonne als Ursache nennen. Was war die Ursache für das
Entstehen der Sonne? Wasserstofffusion. Wodurch entstand der
Wasserstoff? Durch Atome. Woraus bilden sich Atome? Aus
subatomaren Teilchen. Woraus entstehen subatomare Teilchen?
Aus Wellenenergie. Was verursacht die Wellenenergie? Der
Nullpunkt (= der physikalische Fachbegriff für das Eu-Gefühl).
Was verursacht den Nullpunkt? Die implizite Ordnung (= der
physikalische Fachbegriff für die reine Bewusstheit). Was ver-
ursacht implizite Ordnung oder reine Bewusstheit? Nichts!
Weil es keine Form hat, wurde es nicht erschaffen und kann
somit nicht „be-gründet" werden.

Wenn Sie irgendeinen Vorgang aus dieser Ereigniskette herausgreifen sollten, würden Sie dann eine Ursache oder eine
Wirkung wählen? Die Antwort lautet: Sie wählen immer beides.
So ist beispielsweise die Wasserstofffusion sowohl eine Wirkung als auch eine Ursache. Sie *verursacht* die Sonnenstrahlen,
die das Meer erwärmen, und sie *entsteht durch* die Bildung von
Wasserstoffatomen. Wenn Sie also behaupten, dass Wasserstofffusion eine Ursache sei, haben Sie recht. Ebenso korrekt wäre es
allerdings zu behaupten, dass sie eine Wirkung sei. Ursache und
Wirkung sind eine Frage der Wahrnehmung, die immer relativ,
also durch die Blickrichtung, die Ausrichtung, durch Auswahl
bedingt ist.

Die gleiche Logik lässt sich auf die Begriffe Glauben und
Wahrnehmen anwenden. Sie können ein beliebiges Ereignis aus

der schier endlosen Kette herausgreifen, in dem die Wahrnehmung Überzeugungen beeinflusst, die wiederum die Wahrnehmung beeinflussen, und so weiter. Sie können wahlweise
Wahrnehmen oder Glauben für die Ursache halten – je nachdem, welche Position Sie unterstützen wollen.

Wenn Sie Geld brauchen, um Ihre Miete zu zahlen, dann
empfinden Sie das Bedürfnis nach Geld für die Miete und werden je nach Ihren Möglichkeiten glauben oder bezweifeln, dass
Sie es zusammenbekommen. Ihr Glaube an Erfolg oder Misserfolg hängt davon ab, wie Sie die Ihnen zur Verfügung stehenden
Optionen wahrnehmen. Sie könnten Überstunden machen,
Geld leihen oder stehlen oder auch durch Energiearbeit oder
Affirmationen die Naturgesetze nach Ihrem Willen „zurecht-
biegen". Auf der Grundlage Ihrer Wahrnehmung werden Sie
die Option wählen, von der Sie annehmen, dass sie Ihnen am
ehesten und wirkungsvollsten zum benötigten Geld verhilft.
Schaffen Sie es, auf diese Weise das Geld für die Miete zusam-
menzubekommen, so sehen Sie den Prozess als erfolgreich an
und sind überzeugt, dass er auch in Zukunft gut funktionieren
wird.

Sehen Sie nun, wie eng Glauben und Wahrnehmen miteinander verknüpft sind? Sie regen einander an. Sie greifen inei-
nander. Und genauso, wie die Wasserstofffusion sich in der
Mitte der Kette von Ursachen und Wirkungen befand, die zum
Umsturz des Baumes führte, sind Glauben und Wahrnehmen
zwei Seiten der gleichen Medaille.

Wir scheinen uns in dieser Frage in einem Kreis zu bewegen,
aus dem es kein Entrinnen gibt. Aber wir sehen nicht, dass es
ein Kreis ist. Stattdessen sind wir der Ansicht, dass Ursache und
Wirkung, Glauben und Wahrnehmen linear seien. Das liegt
daran, dass wir nicht genügend Abstand zum Problem haben.
Ich erkläre Ihnen mal, wie ich das meine.

Wenn wir einen langen Spaziergang auf einer weit gestreck-
ten Ebene machen, sieht es so aus, als liefen wir entlang einer

Linie geradeaus. In Wirklichkeit jedoch laufen wir nicht geradeaus, sondern entlang der Krümmung der Erde. Weil die Erde jedoch so groß ist und unsere Sinne die Krümmung während des Laufens nicht wahrnehmen können, denken wir, wir bewegten uns auf einer ebenen Oberfläche und entlang einer geraden Linie. Betrachten wir das Ganze nun vom Weltraum aus, dann verlassen wir damit unsere begrenzte, lineare Sichtweise der Erde und können ganz leicht erkennen, dass die Oberfläche der Erde gekrümmt ist. Es ist genau diese ultimative Wahrnehmung, außerhalb des begrenzten Rahmens unseres linear denkenden Verstandes, die uns von falschen Vorstellungen, Verwirrung und Leid befreit.

Sie könnten nun natürlich sagen: „Wenn ich davon überzeugt bin, dass die Erde eine Kugel ist, dann werde ich entsprechend handeln und muss die Krümmung nicht erst selbst sehen." Das ist ein guter Einwand. Und er funktioniert ausgezeichnet, bis sich Ihr Spaziergang über flaches Land verändert. Wie Sie bereits wissen, nimmt Ihr Verstand – das Spielfeld für das Spiel mit Glauben und Wahrnehmen – nur Veränderungen wahr. In der Natur gibt es keine geraden Linien, das heißt, Ihr Verstand kann die Illusion einer geraden Linie nicht endlos aufrechterhalten. Das geht gegen seine Natur. Ihr Verstand muss sich naturgemäß auf das konzentrieren, was sich verändert. Bei unserem Beispiel mit der geraden Linie würde er sich darauf verlegen, auf Berge zu klettern. Er würde es ausgesprochen reizvoll finden, Gipfel, Täler und Höhlen zu erkunden. Es ist ziemlich schwer für Ihren Verstand, den Glauben an eine nur leicht gekrümmte Erdoberfläche aufrechtzuerhalten, während Sie eine steile Felswand hochklettern.

Sie sehen also, wenn das Leben geradlinig verlaufen würde, wüssten wir die Antworten auf alle Fragen. Unser Problem sind die Berge und Täler unseres Lebens. Und weil wir so nahe an unseren Problemen dran sind, seien sie nun finanzieller, spiritueller oder anderer Natur, kommen wir nicht über die Ursache-

und-Wirkung-Sichtweise, den Glauben-Wahrnehmen-Ansatz hinaus. Wir planen unser Leben in einer geraden Linie und denken, dass wir die Kette aus Ursache und Wirkung steuern könnten, die schon seit Anbeginn der Zeiten existiert. Wir meinen, dass wir dies tun könnten, indem wir unsere Annahmen oder unsere Wahrnehmungen ändern. Aber so funktioniert es leider nicht und es kostet uns jede Menge Mühe, uns immer wieder vom Gegenteil zu überzeugen.

Es gibt allerdings einen Ausweg aus dem scheinbar ausbruchsicheren Gefängnis von Ursache und Wirkung. Genauso, wie die Fähigkeit, frei durch den Raum zu schweben, sich ganz natürlich einstellt, wenn wir die Schwerkraft der Erde hinter uns lassen, lösen sich die scheinbaren Widersprüche des Lebens auf, wenn wir uns über die lineare, von Ursache und Wirkung geprägte Wahrnehmung des Alltags hinausbewegen. Wie das geht? Schön, dass Sie fragen!

Wenn wir bei unserem Beispiel bleiben, dann wissen Sie ja bereits, dass Sie durch das Schweben außerhalb der Begrenzungen der irdischen Schwerkraft die Erde von außen betrachten und einen unverstellten Blick auf das Ganze werfen können. Wenn die Erde nun Ihr Geist wäre, dann wäre die reine Bewusstheit das Nichts des Weltalls. Das Eu-Gefühl befände sich in einer Umlaufbahn im grenzenlosen All und betrachtete die wunderschöne blaue Kugel, die wir unser Zuhause nennen. Der QE-Prozess ist das Raumschiff, das Sie über den begrenzenden Einfluss der Schwerkraft hinausträgt. Frei schwebend und frei vom Einfluss der von Ursache und Wirkung bestimmten Welt unter Ihnen können Sie in Ruhe und Freiheit die Vielfalt und Schönheit der Erde bewundern, unberührt von der auf ihr herrschenden Gewalt.

Wenn Sie QE machen und des Eu-Gefühls gewahr werden, werden Sie damit Ihres Selbst im Schoß der Schöpfung gewahr. Von diesem höheren Punkt aus erschaffen Sie nicht, sondern sind der ultimative Beobachter, der die gesamte Schöpfung betrachtet, wie sie sich vor ihm entfaltet. Die Veden, alte indische Schriften, vergleichen dies mit einer kosmischen Spinne, die den Faden aus sich selbst zieht, um das Netz des Lebens zu spinnen. Die Fliege, die sich in diesem gewaltigen Netz aus Ursache und Wirkung verfängt, ist das Ego, die begrenzte Wahrnehmung des kleinen Ich mit all seinen Ideen, Träumen, Ängsten und Überzeugungen. Je stärker es versucht, sich davon zu befreien, umso mehr verstrickt sich das Ego im Netz des Lebens. Werden seine Befreiungsbemühungen immer stärker, weckt es schließlich die Aufmerksamkeit der Spinne namens Eu-Gefühl. Am Ende frisst die Spinne aus grenzenlosem Mitgefühl das Ego und nimmt sein Bewusstsein in ihren eigenen Körper auf. Das nun über die Grenzen seiner eingeschränkten Sicht hinaus erweiterte Ego löst sich im Einssein mit der Spinne auf und schaut zu, wie sie sich auf den Weg zur nächsten Fliege macht.

Die ultimative Erkenntnis ist, dass das Leben genau so, wie es ist, perfekt ist. Es gibt eine zugrunde liegende, letztendliche Harmonie, die die gesamte Schöpfung durchdringt. Daran kann es keinen Zweifel geben. Alles ist einfach, wie es ist. Auch das lässt sich nicht bezweifeln. Die Disharmonie rührt allein daher, dass man die Teile sieht, nicht jedoch das Ganze. Man könnte auch sagen, Disharmonie ist eine Folge des Tunnelblicks.

Lassen Sie uns einmal sehen, was passieren würde, wenn Sie eine leere Küchenpapierrolle nähmen, sie an ein Auge hielten und dann das andere Ende der Rolle ein paar Zentimeter vor einem Gemälde in einem Museum in Stellung brächten. Dann lassen Sie sich von einer Person, die ein bis zwei Meter von dem Gemälde entfernt steht, beschreiben, was er oder sie sieht, und vergleichen es mit dem, was *Sie* sehen. Vielleicht beschreibt die Person mit bewegter Stimme majestätisch blaue Berge, grüne Wälder und eine goldbraune Lichtung, mit hellen Sprenkeln an den Stellen, an denen das Sonnenlicht durch die niedrig hängenden Regenwolken dringt. Sie sagt, das Gemälde erfülle sie mit Ehrfurcht. Gefragt, was *Sie* sehen, antworten Sie: „Ich sehe einen braunen Klecks, durch den sich ein schmutzig-grauer Streifen zieht. Ich habe das Gefühl, dass mir da irgendetwas entgeht." Ganz gleich, wie sehr Sie sich anstrengen – es wird Ihnen nicht gelingen, die Schönheit zu sehen oder die Freude zu empfinden, die die andere Person beschreibt. Ihr Blickwinkel ist begrenzt. Sie könnten nun natürlich sagen: „Braun mit schmutzig-grauen Streifen gefällt mir nicht. Ich werde meinen Blickwinkel verändern." Sie bewegen die Röhre zu einem anderen Punkt des Gemäldes. Hier sehen Sie Gold und Blau – Farben, die Sie als schöner empfinden. Sie sagen: „Ja, jetzt spüre ich die Freude, die Sie beschrieben haben. Blau und Gold sind viel besser als Braun und Grau." Aber Ihre Ansicht beruht immer noch auf einer begrenzten Perspektive. Schon bald verlieren Gold und Blau ihren Reiz und Sie bewegen die Röhre zum nächsten und kurz darauf wieder zu einem anderen Punkt des Gemäldes. Sie glauben, wenn Sie nur genügend einzelne Punkte des Gemäldes ansähen, dann könnten Sie sie schließlich alle zusammenfügen und am Ende das gesamte Bild wahrnehmen. Aber natürlich kann man die einzelnen Punkte nicht zu einem adäquaten Gesamteindruck des Gemäldes „addieren". Indem Sie Ihrer „Sichtweise" folgen, werden Sie weiterhin nur einzelne Teile des Gemäldes aneinanderreihen – bis im Museum das Licht ausgeht.

Was nun müssen Sie tun, um das gesamte Bild sehen zu können? Ich sage es Ihnen: *Nichts!* Sie haben richtig gehört: Nichts und wieder nichts. Denn wenn Sie vollständig im „Nicht-Tun" sind, werden Sie aufhören, darüber nachzudenken, was Sie als Nächstes tun müssen. Ihr Körper entspannt sich völlig und die leere Röhre wird Ihnen einfach so aus der Hand fallen. Spontan und ohne Anstrengung werden Sie das Gemälde vollständig sehen. Durch den einfachen Akt des Loslassens werden Sie selbst die Ehrfurcht und Schönheit erfahren, die andere mit einer erweiterten Sicht Ihnen bereits beschrieben haben.

Die Ganzheit wahrzunehmen bedeutet, die Vollkommenheit wahrzunehmen. Das ist allein durch Glauben oder durch begrenztes Wahrnehmen nicht möglich. Nur wenn Sie loslassen und das würdigen und wahrnehmen, was sich vor Ihnen zeigt, und zwar genau so, wie es ist, tritt die erstaunliche Einfachheit der Vollkommenheit in Ihr Bewusstsein. Ihre scheinbare Kontrolle über die Teile Ihres Lebens, im Beispiel durch das Bewegen der Pappröhre von einem Punkt zum anderen symbolisiert, ist reine Illusion. Es ist die Unzufriedenheit mit dem Punkt, an dem Sie sich befinden, die Sie antreibt, den nächsten Punkt zu wählen. Kein Punkt und keine Ansammlung von Punkten in Ihrem Leben kann sich jemals zu der Wertschätzung, dem Staunen und der Bewunderung summieren, die schon allein ein flüchtiger Blick auf die Vollkommenheit hervorruft, die unserer Welt innewohnt. Genauso, wie die Vollkommenheit des *Gemäldes* stets vorhanden war, so ist dies auch in unserem *Leben* der Fall. Sie müssen nichts anderes tun, als Ihre Augen für die Schönheit Ihres Selbst zu öffnen. Und das ist ebenso einfach, wie eine Pappröhre fallen zu lassen. Schon bald werden Sie erfahren, wie QE-Intention genau auf diesem Punkt basiert: Je weniger Sie tun, umso mehr Vollkommenheit wird sich in Ihrem Leben zeigen. Tun Sie nichts und die Wahrnehmung der Vollkommenheit wird jenseits Ihrer Annahmen und Überzeugungen heraufziehen wie die Morgenröte.

Kerngedanken von Kapitel 9

- Wenn sich das Bewusstsein des Einzelnen zu universellem Bewusstsein erweitert, werden seine Handlungen von der universellen Weisheit geleitet.

- Der Irrtum des Ego: Weil es von der reinen Bewusstheit getrennt ist, verspürt das Ego eine tiefe innere Leere. Es wendet sich vom Eu-Gefühl ab und versucht, die Leere mit materiellen Dingen zu füllen.

- Ob Sie in dieser Welt leiden oder nicht, das hängt ganz von Ihrer Sichtweise ab.

- Der Grund, warum wir kein besseres Leben für uns erschaffen können, ist der, dass es bereits perfekt ist. Das Problem ist, dass wir diese Vollkommenheit nicht erkennen.

- Unsere Überzeugungen helfen uns dabei, plausible Erklärungen für unsere tägliche Beobachtung zu finden, dass wir nicht die Kontrolle über unser Leben haben.

- Wenn Sie QE machen und des Eu-Gefühls gewahr werden, dann werden Sie Ihres Selbst am Sitz der Schöpfung gewahr.

- Die ultimative Erkenntnis ist, dass das Leben genau so, wie es ist, vollkommen ist.

- Würdigen der Ganzheit bedeutet Wahrnehmen der Vollkommenheit.

- Je weniger Sie *tun*, umso mehr Vollkommenheit wird sich in Ihrem Leben zeigen. Tun Sie nichts und die Wahrnehmung der Vollkommenheit wird heraufziehen wie die Morgenröte.

10. Vollkommene Wahrnehmung

Würden die Pforten der Wahrnehmung gereinigt,
erschiene den Menschen alles, wie es ist: unendlich.

William Blake

Wir Menschen haben uns unter sehr speziellen und eng gefassten Bedingungen entwickelt. So bewohnen wir beispielsweise einen unglaublich winzigen Teil des Universums. Rein größenmäßig betrachtet rangieren wir ungefähr in der Mitte zwischen einem Atom und einer Galaxie. Unser Verstand allerdings kann weder die Weite einer Galaxie noch den winzigen Abstand zwischen Atomen erfassen. Die Bedingungen, die wir auf diesem Planeten vorfinden, sind ebenfalls eher „mittelprächtig". Wir können nämlich nur innerhalb eines ziemlich begrenzten Temperaturspektrums existieren. Gleich vor unserer Haustür, im Weltall, herrscht eine Temperatur, die nahe am absoluten Nullpunkt liegt. Wie kalt das ist? Nun, so gute −273 Grad. Meiner Erinnerung nach entspricht das in etwa der („gefühlten") Temperatur der Januartage, die ich in Michigan verbrachte ... Wenn wir diesen Wert mit dem Mittelpunkt der Sonne vergleichen, in dem 50 Millionen Grad Celsius herrschen, nähern wir uns damit einem typischen Sommertag in Südflorida. Das ist natürlich nur ein Scherz! Die beiden Temperaturextreme, die man auf der Erde findet, liegen etwa bei 57,8 Grad plus und bei 89 Grad minus; die Durchschnittstemperatur liegt bei rund 15 Grad. Wenn man die „himmlischen" Extremwerte mit denen der Erde vergleicht, kann man leicht erkennen, wie fragil unsere Lage ist.

Nur eine kleine Verschiebung in die eine oder andere Richtung – und die Menschheit und all ihre Lebensgeschichten lösen sich in die Atome auf, aus denen sie einst entstanden.

Unsere Fähigkeit, unsere Umwelt wahrzunehmen, ist ebenfalls auf einen extrem engen Bereich an Sinneseindrücken beschränkt. Unsere Sinne nehmen nur die gröbsten Manifestationen der Schöpfung wahr. Wenn Sie mit dem Knöchel auf einen Tisch klopfen, dann fühlt sich dieser fest und solide an und sieht auch so aus. Die Physik jedoch weiß, dass dieser Tisch nahezu keine Substanz hat. Schwingende Wellen, subatomare Teilchen, Moleküle und so weiter erzeugen einen Anschein von Stabilität und Festigkeit, genau wie die sich schnell drehenden Flügel eines Ventilators wie eine Scheibe erscheinen. Wir interagieren mit der Welt auf der Grundlage unserer Wahrnehmung.

Im Folgenden möchte ich anhand einer Analogie zur Schwerkraft den Unterschied zwischen den Sichtweisen von Newtons Physik und Einsteins Relativitätstheorie demonstrieren. Aber mehr noch macht das Beispiel deutlich, wie sehr die Wahrnehmung unser Denken beeinflusst. Wir können nämlich eine Parallele zwischen der Newton'schen Physik und der normalen Sinneswahrnehmung ziehen.

Allgemein gesprochen spiegeln die Newton'schen Gesetze das Leben auf der normalen Ebene der Sinneswahrnehmung wider. Relativitätstheorie und Quantenmechanik beschäftigen sich im Gegensatz dazu mit Kräften, die das ganz Große und das ganz Kleine bestimmen, also solchen, die sich außerhalb des Bereichs der normalen Sinneswahrnehmung bewegen.

Wir alle wissen, dass Schwerkraft eine Kraft ist, die Anziehung ausübt. Ein größerer Körper wie die Sonne zieht einen kleineren Körper wie die Erde an. Oder, wenn wir die Erde nehmen, können wir sagen, dass der größere Körper Erde solche Dinge wie Wasser, Steine und Menschen anzieht. Wenn Sie einen Stein hochwerfen, gehen Sie besser in Deckung, weil Sie wissen, dass die Anziehungskraft der Erde diesen auf den Boden zurückholen wird. Genau betrachtet ist die Schwerkraft allerdings keine dem Magnetismus vergleichbare Anziehungskraft. In Wirklichkeit werden kleinere Objekte nämlich durch die Raumzeit in Richtung größerer Objekte gestoßen. Ich weiß, dass sich dies zunächst verwirrend anhört, aber das liegt nur daran, dass wir es gewohnt sind, die Schwerkraft als Anziehungskraft zu sehen. Wir beobachten, wie Dinge scheinbar zur Erde *gezogen* werden, und wir können die Schwerkraft am eigenen Leib spüren. Der *Schub*, den Raum und Zeit ausüben, ist im Vergleich dazu wesentlich abstrakter. Das folgende einfache Beispiel wird Ihre Wahrnehmung um 180 Grad verändern und Sie von der irrigen Annahme befreien, dass die Schwerkraft eine *anziehende* Wirkung habe.

Nehmen wir einmal an, Sie schauen aus einem Fenster im zehnten Stock eines Gebäudes. Direkt unter Ihnen ist ein großes rundes Objekt, das sich in der Mitte eines Rechtecks befindet. Als Nächstes sehen Sie einen Mann, der sich dem Rechteck nähert und ein kleines Objekt unmittelbar auf den äußeren Rand des Rechtecks legt. In dem Moment, in dem er es loslässt, wird es sofort von dem großen runden Objekt in der Mitte des Rechtecks angezogen. Ihr erster Gedanke wird sein, dass das große runde Objekt wohl ein Magnet sein und das kleine Objekt aus Eisen bestehen müsse.

Als Sie nun mit dem Aufzug nach unten fahren und den Platz vor dem Gebäude betreten, stellen Sie fest, dass das rechteckige Objekt in Wirklichkeit ein Trampolin ist. In der Mitte des Trampolins befindet sich kein Magnet, sondern eine ganz gewöhnliche Bowlingkugel aus Akrylharz. Das kleine Objekt entpuppt sich als Glasmurmel. Ihr erster Gedanke wird sicherlich sein: „Wie kann es sein, dass Akrylharz Glas anzieht?" Dann stellen Sie fest, dass das Gewicht der Bowlingkugel eine Vertiefung im Trampolin erzeugt hat. Sie nehmen die Glasmurmel, legen sie an den äußeren Rand des Trampolins, und als Sie

sie loslassen, geschieht genau das, was Sie auch schon aus dem zehnten Stock beobachtet haben: Die Murmel rollt direkt auf die Bowlingkugel zu und hält erst an, als sie diese erreicht. Sie wissen nun, dass die Murmel nicht von der Kugel angezogen, sondern vielmehr zu ihr hingeschoben wurde, weil das Trampolin an der Außenkante höher ist als die durch die Kugel erzeugte Vertiefung in der Mitte. Wäre das Trampolin eben, würde die Murmel nicht in Richtung Kugel rollen.

Größere Objekte wie beispielsweise Planeten verschieben oder verzerren das, was als „Stoff" der Raumzeit bezeichnet werden könnte, genauso, wie die Bowlingkugel im Stoff des Trampolins eine Vertiefung erzeugt hat. Es war Einstein, der entdeckte, dass die Schwerkraft keine Anziehungskraft ist, und diese eine Erkenntnis revolutionierte zusammen mit dem Aufkommen der Quantenmechanik die gesamte Physik. In Folge dieser veränderten Sichtweise haben wir eine technologische Revolution erlebt, die Auswirkungen auf das gesamte Leben auf unserem Planeten hat.

Nicht alle Menschen sind auf die Wahrnehmungen ihrer Sinne beschränkt. Einige können über die groben Sinneseindrücke und die scheinbare Solidität alltäglicher Gegenstände hinaus Dinge wahrnehmen. Im Grunde genommen verfügen sogar alle Menschen über diese Fähigkeit. Bei vielen muss sie erst entwickelt werden, andere besitzen sie sozusagen von Geburt an oder stoßen auf ganz natürliche Weise darauf. Sie können feinere Energien sehen, hören und fühlen, als dies gemeinhin üblich ist. Unter diesen Menschen mit einer verfeinerten Sinneswahrnehmung werden Sie Energieheiler und intuitiv arbeitende Mediziner finden, ebenso wie Menschen, die mit aufgestiegenen Meistern, mit Engeln oder anderen Wesen kommunizieren können, oder auch Yogis, Schamanen und andere esoterisch Begabte. Diese feinfühligen Menschen scheinen aus der Sicht von anderen, deren Sinne noch nicht so weit entwickelt sind, Wunder vollbringen zu können. Von der normalen Warte aus betrachtet wirken sie irgendwie fehl am Platz, wenngleich ihr Wert außer Frage steht.

Ganz gleich, was Sie persönlich wahrnehmen – sei es in Ihrer Umgebung oder sei es im Geiste –, Ihre Wahrnehmung ist stets fehlerhaft. Wahrnehmung kann nie zu 100 Prozent genau sein. Niemand sieht die Welt genau so, wie ein anderer sie sieht. Das war auch eine von Einsteins Erkenntnissen. Menschen sind durch Raum und Zeit getrennt, dadurch unterscheidet sich die Perspektive jedes Einzelnen von der der anderen. Hinzu kommt, dass zwei Menschen niemals das gleiche Wissen aufweisen können und folglich auch nicht das gleiche Verständnis. Ein vollständiges Einverständnis mit einer anderen Person ist reine Illusion. Sie mögen *annehmen*, dass Sie perfekt mit dem anderen übereinstimmen, aber wenn Sie nur ein bisschen tiefer in Ihrer beider Überzeugungen und Wahrnehmungen eintauchen, werden Sie schnell an Punkte stoßen, an denen Ihr Denken auseinanderläuft. Haben Sie schon jemals gedacht, Sie und ein Freund hätten zu einem Thema genau die gleiche Meinung, nur um später festzustellen, dass Sie sich missverstanden hatten? Die Wahrheit ist, dass jeder von uns im Grunde genommen in seinem eigenen Kokon lebt, gesponnen aus den Fäden unserer persönlichen Wahrnehmungen und Überzeugungen. Das mag jetzt vielleicht etwas trostlos klingen, aber auch das ist eine Illusion. Über den Wolken scheint stets die Sonne.

Mit Ausnahme jeweils einiger weniger Menschen in jeder Generation ist das Leid seit Beginn der Geschichtsaufzeichnungen der Menschheit stets hart auf den Fersen. Tatsächlich sind die Fortschritte, die wir im Laufe der Zeitalter gemacht haben, bei näherem Hinsehen durchaus vergleichbar mit jenen, die ein Mensch im Laufe seines Lebens macht. Jedes Zeitalter der menschlichen Entwicklung betrachtet das jeweils vorangegangene als weniger entwickelt. Man glaubt, man lebe nun Wahrheiten, die vorherige Generationen nicht gekannt hätten. Nehmen wir beispielsweise einen normalen virusbedingten grippalen Infekt. Ein primitiver Medizinmann könnte diesen als Besetzung durch einen bösen Geist angesehen und versucht haben, ihn mit Kräutern und Gesängen auszutreiben. Nach rund 10 Tagen war der „Patient" wieder gesund und munter. Mit dem Fortschreiten der medizinischen Behandlung setzte dann ein Arzt womöglich die „neumodische" Methode des Aderlasses ein. Wenn der Patient nicht zu viel Blut verlor, erholte er sich innerhalb von 10 Tagen und fühlte sich ein paar Wochen später verjüngt durch die neu gebildeten Blutzellen, die sich in seinem Körper ausbreiteten. Wer heutzutage Opfer eines grippalen Infekts wird, erhält modernste Antibiotika, Antihistamine und irgendein Gebräu, damit er oder sie nachts gut schlafen kann. Genesungszeit: 10 Tage. Allerdings nimmt die Erholung der durch die antibakterielle Therapie geschädigten Darmflora weitere Wochen bis Monate in Anspruch und öffnet einer Vielzahl möglicher Nachfolgeerkrankungen Tür und Tor, ganz zu schweigen von der erhöhten Immunität gegen Antibiotika, die die Ausbreitung sogenannter Superbugs und damit eine unausweichlich näher rückende weltweite Epidemie fördert. Aus heutiger Sicht erscheinen Kräuter und Gesänge also nicht als die schlechteste Alternative.

Die alten Jäger und Sammler verbrachten rund 3,5 Tage pro Woche damit, die für das Überleben notwendigen Speisen zu jagen und zu sammeln. Das ist eine 28-Stunden-Woche. Vergleichen Sie das einmal mit der 50-, 60- oder gar 70-Stunden-Woche des modernen Menschen, der über ein „Arsenal" von arbeitssparenden Maschinen, fortschrittlichen Kommunikationsmitteln und die dazu gehörige Technik verfügt. Vielleicht können Sie mir erklären, wo da der *Fortschritt* ist, auf den wir gemeinhin so stolz sind? Trotz unserer fantastischen Fortschritte, die wir auf dem Gebiet der Kommunikation erzielt haben, sind wir als Individuen isolierter als je zuvor.

Ich führe dies alles aus einem bestimmten Grund an. Unsere *Wahrnehmung* des Fortschritts hat zu der Annahme geführt, dass es uns besser gehe als den Urzeitmenschen und unseren direkten Vorfahren. Das verleitet uns dazu, den eingeschlagenen Weg weiterzuverfolgen, obwohl unser Leben dadurch hektischer, chaotischer und isolierter wird. Tief in unserem Inneren verspüren wir ein wachsendes Gefühl von Unruhe, einen Drang nach etwas. Die meisten von uns ignorieren dieses Gefühl weitestmöglich, den Rest betäuben wir mit Alkohol, stundenlangem Fernsehkonsum, Überstunden, sexueller Freizügigkeit in jeglicher Form und all den anderen Verirrungen, die wir mittlerweile als normal betrachten. Ideale wie Fair Play, Wohltätigkeit, Mitgefühl und Stolz auf die Gemeinschaft gelten in unserer wettbewerbsorientierten Gesellschaft als Schwäche. Unser Glaube an den Fortschritt setzt selbst unseren gesunden Menschenverstand außer Kraft. Welche *geistig normale* Gesellschaft könnte einen objektiven Blick auf das werfen, was wir uns selbst und unserer Umwelt antun, und dies dann noch als Fortschritt bezeichnen?

Was für das Ganze gilt, das gilt auch für den Einzelnen. Unsere Gesellschaft ist ein Abbild der Menschen, aus denen sie sich zusammensetzt; das bedeutet, dass jeder Einzelne von uns zu den Problemen beiträgt. Wir haben es nicht kapiert: Es geht nicht um die Frage Überzeugung oder Wahrnehmung. Die Wurzel des Problems ist unser Glaube, dass unsere Wahrnehmungen ein genaues und wahres Abbild der Welt lieferten, in der wir leben. Das ist schlicht und ergreifend nicht der Fall. Es ist leicht für uns, mit Blick auf unsere Regierungen, Gemeinden oder Familien den offensichtlichen Irrsinn anzuprangern, der sich dort breit macht. Viel schwerer hingegen ist zu sehen, dass sich der gleiche Wahnsinn in unserem eigenen Leben zeigt. Von ganz seltenen Ausnahmen abgesehen ist das selbstzerstörerische Verhalten in uns allen vorhanden und treibt dort seine Blüten. Dennoch möchte ich Sie bitten, noch nicht das Handtuch zu werfen. Ich würde hier nicht so sehr auf dem Negativen herumreiten, wenn ich nicht einen geeigneten Plan hätte, um das Positive zu fördern. Oder, genauer gesagt, wenn ich Ihnen nicht zeigen könnte, wie Sie sich gleich der weißen Lotusblüte, die sich aus dem übel riechenden Schlamm erhebt, sowohl von negativen als auch von positiven Einstellungen befreien können.

Ich habe bereits erwähnt, dass Glauben und Wahrnehmen zwei Seiten derselben Medaille sind. Welcher wir den Vorzug geben, hängt davon ab, wie wir unsere kleine Ecke des Ursache-Wirkung-Universums interpretieren. Einige denken, dass Glaube und Überzeugungen das Wichtigste seien, für andere ist die Wahrnehmung der Schlüssel. Im Grunde genommen kann uns das völlig egal sein, denn wir verfügen über das Know-how, um uns über dieses verstandesgesteuerte Gerangel hinwegzusetzen.

Beim Streit um Glauben und Wahrnehmen ist es das Wahrnehmen, das gewinnt. Bevor die Vertreter dieser Ansicht aber nun die Raketen zünden und die Sektkorken knallen lassen, sollten sie vielleicht meine Erklärung abwarten: Es gibt eine Art des Wahrnehmens, die nicht mit der Welt der Veränderung, mit dem Reich des Todes verbunden ist. Dieses Wahrnehmen wird Freude, Liebe und Mitgefühl in unser Leben bringen. Das Wahrnehmen, das uns aus dem Reich des Todes führt, ist das Wahrnehmen der Essenz des Lebens, das ultimative Wahrnehmen des Eu-Gefühls.

Wenn Sie die von mir empfohlenen Übungen durchgeführt und in den vergangenen Tagen das QE-Gewahrsein genossen haben, dann werden Sie schon bemerkt haben, dass sich in Ihrem Leben kleine, subtile Veränderungen vollzogen haben. Lassen Sie uns sehen, wie es dazu kommt.

Lassen Sie mich mit einer Frage beginnen: Bemerken Sie während der Zeit, die Sie im Eu-Gefühl verweilen, ein leichtes Gefühl der Entspannung in Ihrem Körper und der Ruhe in Ihrem Geist? Vielleicht empfinden Sie manchmal, während Sie so dasitzen, Frieden oder Glückseligkeit oder Unbeschwertheit.

Wie ist es mit leichten und sanften Gedanken, die fast zu flüstern scheinen, um Ihren inneren Frieden nicht zu stören? Und werden diese Gedanken womöglich von dem Gefühl begleitet, dass alles gut ist, wie es ist?

Was fällt Ihnen im normalen Tagesablauf auf, was hat sich verändert? Sind Sie weniger schnell nervös, aufgebracht oder wütend? Regen Sie sich weniger über andere Verkehrsteilnehmer auf? Fühlen Sie sich klarer und erholter? Haben Sie festgestellt, dass die Natur Ihnen lebendiger erscheint und schlechtes Wetter Ihnen weniger zu schaffen macht? Schlafen Sie besser, schmecken Sie Speisen intensiver und sind Sie am Abend weniger erschöpft als sonst? Was sonst ist Ihnen aufgefallen?

Sind Sie bei Gesprächen mit anderen weniger leicht abgelenkt und hören Sie mit echtem Interesse zu? Drängen Sie weniger darauf, Ihre eigene Meinung kundzutun, und fühlen sich wohl damit, einfach nur Sie selbst zu sein? Haben Sie positivere Gefühle Ihren Gesprächspartnern gegenüber, etwa Mitgefühl oder Verständnis für ihre Situation? All das sind Anzeichen dafür, dass Sie die Welt von Ursache und Wirkung hinter sich lassen und des Eu-Gefühls gewahr werden. Sie mussten nichts *tun*, damit diese Veränderungen eintraten. Sie geschahen ganz von selbst, weil Sie des Eu-Gefühls gewahr wurden. Nichts weiter ist vonnöten.

Wenn Sie diese einfache Praktik zusammen mit derjenigen von QE-Intention, die Sie bald erlernen werden, beibehalten, wird sich Ihr Leben auf kaum spürbare und dennoch gewaltige Weise verändern. Auf die gleiche Weise, wie die bisher erfahrenen Veränderungen völlig mühe- und absichtslos eintraten, wird sich auch die grundlegende Wandlung Ihres Lebens vollziehen. Das Eu-Gefühl wird Ihre Wünsche erfüllen, noch bevor Sie Ihnen bewusst werden. Sie gewinnen inneres Selbstvertrauen und spüren eine Gnade, die dem Wissen entspringt, dass alles schon jetzt perfekt ist. Auf diesem Fundament der Fülle und Ganzheit und in Kombination mit QE-Intention werden

Sie Geschenke empfangen, die Ihre materiellen Wünsche erfüllen. Wie man einen Pfeil beim Bogenspannen zunächst in die dem Ziel entgegengesetzte Richtung ziehen muss, bereitet uns dieser „Rückzug" vom Leben auf unsere dynamischste Interaktion mit ihm vor. Wenn wir unsere Wünsche erfüllen möchten, ziehen wir unser Bewusstsein zunächst vollständig in die ruhigen Tiefen unseres Geistes zurück, wo das Eu-Gefühl auf uns wartet. Wie dies genau vor sich geht, erfahren Sie im nächsten Kapitel.

Kerngedanken von Kapitel 10

- Unsere Fähigkeit, unsere Umgebung wahrzunehmen, ist auf einen extrem eng gefassten Bereich an Sinneseindrücken beschränkt.

- Es gibt einige wenige Menschen, deren Sinne über die scheinbare Solidität alltäglicher Dinge hinaus wahrnehmen können.

- Niemand sieht die Welt auf genau die gleiche Weise wie jemand anders. Weder können zwei Menschen genau dasselbe wahrnehmen, noch können sie über das gleiche Wissen verfügen.

- Seit Beginn der Geschichtsaufzeichnungen war das Leid der Menschheit stets hart auf den Fersen.

- Unsere Wahrnehmung von Fortschritt hat uns zu der Annahme verführt, wir seien besser dran als die gesamte Menschheit vor uns und unsere unmittelbaren Vorfahren. Das ist eine Illusion.

- Die Erkenntnis, die uns aus dem Reich des Todes befreit, ist das Wahrnehmen der Essenz des Lebens, nämlich des Eu-Gefühls.

11. Verlangen

Unvernünftiges Begehren ist vom Übel; und wer mit seinen Schritten hastet, der tritt fehl.

Aus dem *Buch der Sprüche* 19,2
(nach der Jerusalemer Bibel)

Verlangen ...! – Spüren auch Sie, wie in unserem Kopf etwas „aufleuchtet", wenn wir dieses Wort hören? Wenn wir nach etwas verlangen, etwas begehren oder ersehnen, uns etwas dringend wünschen, dann regt das die Vorstellungskraft an und bereitet den Körper auf sinnliche Freude vor. Verlangen treibt uns zum Handeln an. Es ist das Streben nach der Erfüllung unserer Wünsche, das uns Menschen antreibt, die tiefsten Wasser zu durchqueren, die höchsten Gipfel zu erklimmen und alle Hindernisse zu überwinden. Verlangen ist der große Motivator und verursacht uns viele schlaflose Nächte. Von brennendem Verlangen getrieben zetteln wir Kriege an, heilen Krankheiten, bauen Gemeinschaften auf und erkunden die Tiefen der menschlichen Seele.

Verlangen ist sowohl Fluch als auch Segen, je nachdem, ob es erfüllt wird oder nicht. Das gesamte Leben dreht sich um das Vermeiden von Schmerz und das Erstreben von Freude. Es ist das Verlangen, das sowohl die Inspiration als auch die Motivation liefert, uns über Begrenzungen hinwegzusetzen und unser ganzes Potenzial auszuschöpfen.

Das Verlangen kann verschiedene Intensitätsgrade haben. In der Regel wird es als starker Wunsch definiert. Das Lexikon informiert uns, dass Verlangen bedeutet, sich etwas zu wünschen oder zu ersehnen. Synonyme dafür sind Worte wie Begehren,

Sehnsucht oder Bedürfnis. Eine extreme Form des Verlangens ist die Gier. Gier ist Verlangen, das sozusagen aus dem Ruder läuft, und kann als ungesund betrachtet werden. Das Spektrum des Verlangens kann von einem leisen Flüstern im Hinterkopf bis zu einer alles verschlingenden Obsession reichen, die uns zu zerstörerischem Verhalten antreibt.

Nehmen wir beispielsweise einmal an, Sie sind durstig. Ihr erster Impuls ist, Wasser zu trinken. Mit diesem Impuls ist kein besonderes Gefühl verbunden. Wenn Sie ein paar Minuten lang auf das Wasser warten müssen, beginnt Ihr Verstand vermutlich, sich mit anderen Dingen zu beschäftigen, in dem Vertrauen, dass Ihr Durst rechtzeitig gestillt wird. Mit dem Bedürfnis, Ihren Durst zu stillen, ist immer noch kein bemerkenswertes Gefühl verbunden. Enthält man Ihnen das Wasser jedoch für ein bis zwei *Tage* vor, so werden Sie eine *Gier* nach Wasser entwickeln, da Sie nicht an Dehydrierung sterben wollen. Sie verspüren nun ein sehr starkes Verlangen. Der ursprüngliche Impuls, sich Wasser zu besorgen, verändert sich, ebenso wie die damit verbundenen Emotionen. Der Impuls wird dominanter und direkter und die Gefühle stärker. Anstatt etwa langsam durch den Park zu schlendern, rennen Sie Hals über Kopf zum Teich, um Ihren Durst zu stillen. Ergebnis: Der Impuls verschwindet, das Verlangen ist befriedigt, die heftige emotionale Anspannung weicht der Erleichterung.

Wenn wir Verlangen nach etwas verspüren, so ist dieses stets Teil von etwas, was ich als „Wunschkomplex" bezeichne. Dieser Komplex besteht aus drei Teilen: aus dem Verlangen selbst, dem „Objekt der Begierde" und den jeweiligen Bedingungen. Das Objekt muss übrigens nicht unbedingt eine Person, ein Ort oder eine Sache sein. Es kann sich ebenso gut um ein mentales Konzept handeln (etwa eine Idee, einen Traum, eine Philosophie, einen anderen Wunsch oder sogar die Sehnsucht danach, wunschfrei zu sein). Letzteres ist meist mit einem starken Verlangen verbunden und kann seinen „Träger" fest an das sich ständig drehende Rad des Wunschkomplexes binden.

Die „Bedingungen" umfassen die Situation oder die Umstände, die wir überwinden müssen, um das Gewünschte zu erlangen. Wenn Sie beispielsweise einen knallroten Sportwagen (das Objekt) besitzen möchten (das Verlangen), dann müssen Sie Hindernisse beziehungsweise Umstände (die Bedingungen) überwinden, die zwischen Ihnen und dem Besitz des Sportwagens liegen. In diesem Fall müssen Sie vielleicht, um die Bedingungen zu erfüllen, einen seriösen Händler finden, dann Probefahrten mit verschiedenen Modellen machen, um herauszufinden, welches am ehesten Ihren Bedürfnissen entspricht, ferner das notwendige Geld verdienen oder eine Finanzierung auf die Beine stellen und vor allem – da Ihr Sportwagen ein Zweisitzer ist – Ihre Frau davon überzeugen, dass drei Kinder, zwei Hunde und der Papagei sich bequem im Kofferraum unterbringen lassen ...

Die Bedingungen sind erfüllt, wenn Sie alle Faktoren „abgearbeitet" haben, die dabei eine Rolle spielen. Im Fall des Sportwagens wären diese Elemente das Finden des richtigen Modells, das Sicherstellen der Finanzierung und das Überzeugen Ihrer Frau. Sobald die Bedingungen erfüllt sind und Sie das Objekt bekommen, wird Ihr Verlangen versiegen und Sie empfinden Ruhe und Frieden – zumindest so lange, bis der nächste Wunsch auftaucht und Sie beschließen, den roten Flitzer gegen ein Anglerboot mit Glasboden auszutauschen ...

Bevor wir nun zum nächsten Schritt kommen, möchte ich Ihnen ein kleines Experiment vorschlagen, damit wir besser verstehen, wie das Verlangen, also die mit einem Impuls verbundenen Emotionen, sich auf unsere Gefühlsebene auswirken. (Nachdem Sie sich die nachfolgende Anleitung durchgelesen und eingeprägt haben, legen Sie das Buch weg, schließen die Augen und folgen so den drei Schritten der Anleitung.)

Erfahrung: Bekommen und Verlieren

Legen Sie das Buch kurz beiseite und schließen Sie die Augen. Denken Sie an etwas, was Sie wirklich unbedingt haben möchten, was Sie sich von ganzem Herzen wünschen. Achten Sie darauf, wie Sie sich bei dem Gedanken an die Möglichkeit fühlen, das Objekt des Verlangens zu bekommen. Vielleicht sind Sie aufgeregt, verspüren Hoffnung oder sogar Nervosität.

Stellen Sie sich nun vor, dass Sie das Gewünschte tatsächlich erhalten haben, und achten Sie darauf, wie Ihre Gefühle sich verändern. Vorfreude und Hoffnung werden wahrscheinlich ersetzt durch Freude, Zufriedenheit oder sogar Stolz. In jedem Fall werden Sie feststellen, dass sich die Art Ihrer Gefühle verändert.

Als Nächstes stellen Sie sich bitte vor, dass das, was Sie soeben bekommen haben, Ihnen plötzlich weggenommen wird. Nehmen Sie wahr, was Sie fühlen, wenn Sie das Gewonnene verlieren. Wahrscheinlich rutschen Ihre Gefühle ins Negative ab. Vielleicht empfinden Sie ein Gefühl von Verlust oder Trauer, möglicherweise sogar Frustration und Wut.

Was lernen wir aus dieser einfachen Erfahrung? Etwas, was auf den ersten Blick offensichtlich und sogar harmlos wirken mag, aber leicht alarmierende Züge annehmen kann, wenn man es näher betrachtet. Oberflächlich besehen erkennen wir, dass das Verlangen von Gefühlen begleitet ist und dass diese Gefühle sich je nach den Umständen ändern. Sie sind anders, wenn wir etwas *wollen*, wenn wir es *bekommen* und wenn wir es wieder *verlieren*. Hinter dieser offensichtlichen Beobachtung jedoch verbirgt sich etwas viel Unheilvolleres, das, wie wir noch feststellen werden, Ursache für grundlegende Rastlosigkeit, Besorgnis und chronische Unzufriedenheit ist. Wir stehen kurz davor, das Geheimnis des Leids zu entdecken, die Saat von Disharmonie und Unzufriedenheit.

Seit wir denken können, sind wir dem oben beschriebenen Muster gefolgt, sprich: Wir verspüren das Bedürfnis, die Hand auszustrecken und uns das Objekt zu eigen zu machen, wir überwinden die verschiedenen Hindernisse, die uns im Weg stehen, und verspüren dann die überbordende Freude, endlich unser Ziel erreicht zu haben und das Objekt zu besitzen. Das erscheint logisch. Man *holt* sich das, was man will, damit dieses nagende Gefühl, das wir Verlangen nennen, endlich nachlässt. Unglücklicherweise ist das Sichern des Objekts nur eine Lösung auf Zeit. Sobald ein Verlangen gestillt, ein Wunsch erfüllt ist, kommt bereits ein neuer auf und nimmt den Platz des vorherigen ein. Stimmt doch, oder? Nach einem kurzen Intermezzo, in dem wir Ruhe und Zufriedenheit verspüren, werden wir bereits wieder rastlos und begeben uns erneut auf die Suche nach etwas, was unser Verlangen stillt.

In den wohlhabenderen Ländern beziehen sich die meisten unserer Wünsche auf Dinge, die wir wollen, aber nicht unbedingt benötigen. Denken Sie doch einmal nach: *Brauchen* wir die Cappuccino-Maschine, den Rasierer mit den vier Klingen, den 52-Zoll-Fernseher, die Designer-Jeans, die 12 Paar Schuhe (und das ist schon „konservativ" gerechnet, einige Menschen besitzen mehrere Dutzend), den roten Sportwagen oder einen doppelten Latte Macchiato mit koffeinfreiem Espresso, mit Schlagsahne, einem Schuss Karamel-Aroma und Kakaodekoration *wirklich*? Wenn Sie mir nicht glauben, dann werfen Sie doch einfach mal einen Blick in Ihren Schrank, Ihre Küche oder Ihre Garage. Sie werden feststellen, dass dort jede Menge Dinge lagern, die Sie haben wollten, bekommen haben und nun nicht benutzen. An einigen befindet sich womöglich sogar noch das Preisschild. Wir alle kennen das Phänomen: Kurz nachdem wir unser Verlangen nach etwas gestillt haben, verliert das Objekt seine Anziehungskraft. Unser Verlangen kann sich auf Dinge richten, die wir *brauchen*, und auf solche, die wir *nicht* brauchen, so viel steht fest. Die Früchte des Lebens sind da, um genossen zu werden. Wer fühlt sich nicht besser, wenn er ein bisschen fernsieht, neue Klamotten anzieht oder abends mit Freunden ausgeht? Es geht uns hier nicht um die Nützlichkeit eines Wunsches. Viel wichtiger ist, warum Verlangen entsteht und ob es sich nicht auf geeignetere, geschicktere und nachhaltigere Weise befriedigen lässt.

Es erscheint uns so, als habe nur das Objekt unserer Begierde die Macht, unser Verlangen zu stillen, aber bei näherem Hinsehen stellen wir fest, dass das nicht stimmt. Nun gut, oberflächlich betrachtet mag es stimmen. Aber gleichzeitig scheint es eine tiefer liegende Sehnsucht zu geben, von der wir nie ganz frei werden. Sie ist Urgrund und Quelle aller anderen Wünsche. Dieses grundlegende Verlangen ist sozusagen das Haupt der Medusa, des mythologischen Monsters mit Schlangenhaaren, das Sie zu Stein erstarren lässt, wenn Sie in seine Augen blicken. Die kleineren Sehnsüchte sind die Schlangen, die sich um das Haupt der Medusa winden – schwer zu fassen und noch schwerer festzuhalten. Für jeden abgetrennten Schlangenkopf wuchsen nach der Sage zwei neue nach. Sicherlich haben Sie in Ihrem Leben auch schon festgestellt, dass sich aus *einem* erfüllten Wunsch beinahe sofort *zwei* neue ergeben. Die einzige Möglichkeit, diese lästigen Schmarotzer loszuwerden, besteht darin, das Haupt der Medusa abzuschlagen.

Wenn wir das erträumte Objekt in Händen halten, wird das lodernde Feuer schon bald erkalten. (Ha, das reimt sich! Ich liebe Reime, Sie nicht auch?) Wir betrachten das Objekt so, als ob es die Macht hätte, das Feuer zu löschen. Es wird zum Zentrum unserer Bemühungen und, wenn schon nicht bewusst, so doch unbewusst, in die Rolle des Befreiers erhoben. Aber das ist nur eine Illusion.

Haben Sie schon einmal bemerkt, dass, sobald Sie ein Ziel erreicht haben – beispielsweise eine Gehaltserhöhung, einen Hauskauf, eine Auszeichnung oder eine neue Beziehung – das daraus resultierende gute Gefühl einfach nicht anhält? Woran liegt das? Warum sind wir nie lange zufrieden? Dinge, Menschen, Organisationen, Philosophien und Träume üben nur eine begrenzte, bedingte Faszination aus. Sie sind wie die fesselnden Schlangenhaare der Medusa und lenken Ihren Verstand von der Realität des Lebens ab. Die meisten Menschen wandern ihr Leben lang von einer Sache zur nächsten, stets auf der Suche nach dem größtmöglichen Glück. Solange wir jedoch von Verlangen getrieben werden, kommen wir nie zur Ruhe – zumindest nicht, während wir am Leben sind. Äußere Ziele führen uns weg vom inneren Frieden. Deshalb können uns Dinge, die bestimmten Bedingungen und Einschränkungen unterliegen, auch keine bleibende Zufriedenheit schenken. Es ist uns zugedacht, das höchste aller „Dinge" zu realisieren, nämlich das Eu-Gefühl. Das Eu-Gefühl ist das endgültige, letztendliche Ziel und bringt das Verschwinden des Verlangens mit sich. Mit dem Auftauchen des Eu-Gefühls erstirbt das Verlangen.

Ich hoffe, Sie verzeihen mir, dass ich mich an dieser Stelle einfach nicht bremsen kann und die Medusa-Analogie noch ein wenig weiterführe. In der griechischen Sage tötet Perseus die Medusa, indem er ihr den Kopf abschlägt. Dann ergreift er ihn an seinen Schlangenhaaren und hält ihn in die Luft. Merkwürdigerweise sterben die Schlangen nicht, sie können ihn aber auch nicht mehr verletzen ... Wenn wir des Eu-Gefühls gewahr sind, haben wir immer noch Wünsche, aber sie können uns nicht mehr vereinnahmen und unseren Geist nicht mehr mit abträglichen Gefühlen einengen. Was wir letztendlich wollen, ist, im Frieden zu sein und die Freiheit zu besitzen, auf dem Ozean der universellen Liebe zu segeln, ohne ständig von den hohen Wellen des Verlangens durchgeschüttelt zu werden. Wir möchten frei werden vom Durst nach Liebe. Wir möchten einfach um der Liebe willen lieben. Wir wünschen uns Freiheit von Gründen, Umständen und Bedürfnissen. Wenn Sie in QE-Gewahrsein leben, sind Wünsche nicht mehr als angenehme Spielereien, ein leichtes Kräuseln auf dem weiten Meer der Seligkeit, das wir Eu-Gefühl nennen. In dieser Bewusstheit kann man ein Blatt oder einen Stein mit der gleichen Intensität lieben wie einen Menschen. In QE-Gewahrsein schauen wir der Medusa geradewegs in die Augen und wissen, dass universelle Liebe dort Einzug gehalten hat, wo einst die Angst regierte.

Wenn wir des Eu-Gefühls gewahr sind, führt die Erfüllung eines Wunsches nicht gleich zum nächsten; Sie *haben* bereits mehr als die meisten, wenn Sie des Eu-Gefühls gewahr sind. QE-Gewahrsein durchbricht den ständigen Kreislauf von Wunsch und Erfüllung, weil sie das grundlegende Bedürfnis nach Ganzheit und Sicherheit stillt. Dann ist der Wunsch nach einem roten Sportwagen nur ein kurzer Leuchtimpuls auf Ihrem emotionalen Radarschirm, ein Kräuseln auf dem Meer der Ganzheit. Wenn Sie die unbegrenzte Ganzheit erreicht haben, dann wird der Besitz eines knallroten Flitzers zur Nebensache. Und nachdem die kleine Welle über das Meer der Ganzheit gehüpft ist, liegt es wieder still und ruhig da. Die folgende kleine Übung soll dies deutlich machen.

Erfahrung: Alles abgeben

Stellen Sie sich vor, dass Ihre Vorstellungskraft jederzeit alles, was Sie wünschen, erschaffen kann, und zwar in unbegrenzter Menge. Stellen Sie sich weiterhin vor, dass Sie all die Dinge bekommen, die Sie sich jemals ersehnt haben: Essen, Geld, Freunde, Besitztümer, Respekt und Anerkennung ...

Nehmen Sie sich die Zeit, ein aussagekräftiges Bild von allem zu malen, was Sie erschaffen wollen, mit allen damit verbundenen Gefühlen und sinnlichen Wahrnehmungen (Sehen, Riechen, Fühlen, Hören und Schmecken).

Nun, da Sie alles haben können, was Sie wollen, geben Sie es alles ab. Verschenken Sie es an arme Leute, Freunde, reiche Leute, Ihre Lehrer, Ihre Mutter, Ihre Kinder und so weiter. Es fällt Ihnen leicht, alles abzugeben, weil Sie ja wissen, dass Sie stets Neues erschaffen können. Da Ihnen ein unbegrenzter Vorrat zur Verfügung steht, fällt das Abgeben nicht nur leicht, es macht auch noch Spaß. Es fühlt sich gut an.

Aus einem unbegrenzten Vorrat zu schöpfen befreit Sie von der Notwendigkeit, an Dingen festzuhalten. Es befreit Sie vom Empfinden des Mangels und von den daraus resultierenden Bedürfnissen und Wünschen.

Jedes erschaffene Ding gelangt über das Eu-Gefühl in unsere Welt. Wenn es jemals ein Feld unbegrenzter Ressourcen gegeben hat, dann ist es das Eu-Gefühl. Werden Sie seiner auf die richtige Weise gewahr und die gesamten Kräfte der Schopfung setzen sich für Sie in Bewegung. Das ist das, was ich QE-Intention nenne. Wenn Sie eine QE-Intention haben, werden Sie der grenzenlosen Fülle gewahr, die Sie sind. Zuerst kommen Ihre Wünsche wie weinende Babys in den Armen des Eu-Gefühls sanft zur Ruhe, dann bringt der grenzenlose, alles gestaltende Einfluss des Eu-Gefühls Ordnung in Ihr Leben. In vollständiger Harmonie und befreit vom Tumult ablenkender Wünsche werden Sie auch auf materieller Ebene große Zufriedenheit erlangen.

QE-Intention ist etwas ganz Normales. Es ist unsere eigentliche Natur, die üppige Fülle der Welt zu genießen. Bevor Sie hier im Anschluss lernen werden, wie man eine QE-Intention hat, sollten wir uns zunächst ein wenig damit beschäftigen, wie sie funktioniert. Im nächsten Kapitel werde ich Ihnen die Kräfte vorstellen, die ins Spiel kommen, um Ihre Wünsche zu unterstützen und Ihre tiefste Sehnsucht zu erfüllen. Praktizieren Sie in der Zwischenzeit regelmäßig QE und verweilen Sie so oft wie möglich in QE-Gewahrsein. Indem Sie Ihre Erfahrung und Ihr Verständnis des Eu-Gefühls zusammenbringen, bereiten Sie Ihren Geist darauf vor, in den köstlichen Freuden von QE-Intention zu schwelgen.

Kerngedanken von Kapitel 11

- Es ist das Verlangen, das sowohl die Inspiration als auch die Motivation liefert, uns über Begrenzungen hinwegzusetzen und unser ganzes Potenzial auszuschöpfen.

- Sobald *ein* Verlangen gestillt ist, kommt bereits ein neues auf und nimmt seinen Platz ein.

- Die meisten Menschen wandern ein Leben lang von einer Sache zur nächsten, stets auf der Suche nach dem höchsten Glück.

- Äußere Ziele führen weg vom inneren Frieden.

- Im Eu-Gefühl ist kein Platz für Verlangen.

- Wenn wir des Eu-Gefühls gewahr sind, erzeugt das Erfüllen eines Wunsches *nicht* den nächsten. Das Eu-Gefühl ist das ursprüngliche Ziel jedes Verlangens.

- Werden Sie des Eu-Gefühls in der rechten Art und Weise gewahr und alle Kräfte der Schöpfung werden sich für Sie in Bewegung setzen.

12. Die Kunst des Nicht-Tuns – QE-Intention™

Gott wird nicht erreicht, indem man der Seele etwas hinzufügt, sondern indem man ihr etwas nimmt.

Meister Eckhart

Wenn Sie meiner Empfehlung gefolgt sind, dann werden Sie mittlerweile bereits eine Menge Zeit in der zärtlichen Umarmung des Eu-Gefühls verbracht haben. Sie werden zuweilen eine tiefe Ruhe in Körper und Geist verspürt haben. Vielleicht hatten Sie manchmal auch ein dem Tiefschlaf vergleichbares Gefühl, wobei Ihr Geist gleichzeitig hellwach war. Längeres Verweilen im Eu-Gefühl fördert diese Art von tiefer innerer Wachheit. Sie setzt sofort und von selbst ein, sobald man QE mit geschlossenen Augen praktiziert.

Dieser Zustand innerer Wachheit und absoluter Stille im Geist kann nicht erzwungen werden. Sie können ihn auf keine Weise selbst *erzeugen*. Sie sollten daher, wenn Sie QE mit geschlossenen Augen praktizieren, darauf achten, dass Sie nicht versuchen vorwegzunehmen, was als Nächstes passieren wird. Das ist sehr wichtig. Es darf Ihnen nur darum gehen, des Eu-Gefühls gewahr zu sein. Also noch einmal zum Mitschreiben: *Sie konzentrieren sich allein darauf, des Eu-Gefühls gewahr zu werden* – wobei das Wort *konzentrieren* schon ein zu starker Ausdruck ist: Das „Umschalten" oder Hinübergleiten von Ihren üblichen Gedanken zum Eu-Gefühl ist eher eine Intention, ein Impuls als ein Konzentrieren auf etwas. Wenn Sie des Eu-Gefühls nicht gewahr sind, kann allein schon der *Impuls*, seiner gewahr zu werden, das Eu-Gefühl mühelos in Ihr Gewahrsein zurückholen.

Bei Abwesenheit des Eu-Gefühls gibt es zwei Möglichkeiten: Vielleicht haben Sie Gedanken im Sinn, vielleicht aber auch nicht. Sind Gedanken da, so wird es sich wahrscheinlich um ruhige, verschwommene Gedanken handeln, die träge kommen und gehen. Wenn Sie wahrnehmen, dass Gedanken da sind, werden Sie gleichzeitig feststellen, dass diese von einem guten Gefühl begleitet sind. An diesem Punkt verlagern Sie Ihre Aufmerksamkeit ganz sanft auf dieses gute Gefühl. Wie Sie sehen, „schalten" Sie Ihr Gewahrsein einfach mühelos von den Gedanken auf das Eu-Gefühl um. Bereits mit einem ganz zarten Impuls werden Sie des Eu-Gefühls gewahr. Wenn ich Sie bitte, an ein Auto zu denken, dann an ein Haus und dann an eine Blume, bewegt Ihr Geist sich ganz natürlich und leicht von dem einen Gedanken zum anderen. Ebenso leicht werden Sie des Eu-Gefühls gewahr. Das ist alles. Sie müssen lediglich dem Gedanken, das Eu-Gefühl wahrzunehmen, Raum geben. Wenn Sie keinerlei Gedanken mehr haben und sich somit in der „Nicht-Erfahrung" der reinen Bewusstheit befinden, dann merken Sie dies erst, wenn Sie wieder mit dem Denken beginnen oder des Eu-Gefühls gewahr sind. Und Sie wissen ja bereits, was Sie dann als Nächstes „tun" sollen, nämlich mühelos des Eu-Gefühls gewahr werden.

Es gibt eine Variante des Eintauchens ins Eu-Gefühl, eine sehr subtile Wahrnehmung desselben, die ich als *reines Eu-Gefühl* bezeichne. Charakteristisch für diesen Zustand ist Ihr Gewahrsein der Tatsache, dass Sie *keine Gedanken* haben; Sie sollten ihn aber nicht mit reiner Bewusstheit verwechseln. *Während* Sie die reine Bewusstheit „erfahren", sind Sie dessen *nicht gleichzeitig gewahr*. Es ist sozusagen eine „Nicht-Erfahrung" oder die Abwesenheit von Erfahrung. Dass Sie im Zustand reiner Bewusstheit waren, das erkennen Sie erst dann, wenn Sie ihn verlassen und Ihr Geist wieder zu denken beginnt.

Sie empfinden ihn dann im Rückblick als eine Lücke in Ihrem Gedankenstrom, als eine Phase des „Nicht-Erfahrens".

Reines Eu-Gefühl ist die reinste Form der Bewusstheit, die Sie erreichen können. Dabei nehmen Sie die reine Bewusstheit und das Eu-Gefühl gleichzeitig wahr. Reines Eu-Gefühl bedeutet, dass Sie das Eu-Gefühl wahrnehmen, *bevor* es sich in Form von Gefühlen wie Freude oder Frieden oder Glücksempfinden in Ihrem Geist widerspiegelt. Ich erwähne dies hier nur, weil Sie es mit dem Zustand des „Nicht-Denkens" verwechseln könnten, mit der reinen Bewusstheit. Sie können das reine Eu-Gefühl also von der reinen Bewusstheit dadurch unterscheiden, dass Sie des Ersteren auch *gewahr* sind, während Sie es erfahren. Sie wissen dann, dass Sie gewahr sind, aber dasjenige, dessen Sie gewahr sind, ist nichts. In Kurzform zusammengefasst:

- Reines Eu-Gefühl: Während Sie es erleben, sind Sie dessen *gewahr*, dass da nichts ist, dessen Sie gewahr sind.

- Reine Bewusstheit: Sie sind *nicht* gewahr, bis Sie wieder zu denken beginnen und erkennen, dass da eine Lücke im Strom Ihrer Gedanken war.

Beide Erfahrungen sind keine Ziele, die Sie anstreben könnten. Wenn Sie des reinen Eu-Gefühls gewahr sind, haben Sie kein Ziel, sondern beobachten lediglich, was sich in Ihrem Geist widerspiegelt. Für das, was wir jetzt hier tun, ist es nicht wichtig, ob Sie Gedanken, das Eu-Gefühl oder reine Bewusstheit wahrnehmen. Ihre Interaktion bleibt dieselbe, nämlich das unbefangene Betrachten des bemerkenswerten Prozesses der Schöpfung, der sich auf der Leinwand des reinen Eu-Gefühls entfaltet.

Menschen, die Wunder vollbringen und Dinge aus dem Nichts materialisieren können, tun dies von der Ebene des reinen Eu-Gefühls aus. Jesus wirkte seine Wunder von dieser Ebene aus. Als er Wasser zu Wein werden ließ und Fische und Brot materialisierte, entsprangen seine Intentionen unmittelbar dem fest verankerten Gewahrsein der grundlegenden schöpferischen Kraft der Natur. Wenn eine Intention aus dem reinen Eu-Gefühl entsteht, kann man dies mit dem Heranführen eines Magneten an Eisenspäne vergleichen, die wahllos auf einem Stück Papier verstreut sind. Je näher wir den Magnet in Richtung der Eisenspäne herabsenken, umso stärker beginnen sie sich zu bewegen – scheinbar ungeordnet. Sobald der Magnet jedoch das Papier berührt, sind die Späne in einer perfekten Ordnung ausgerichtet. Je näher der Magnet den Spänen kommt, desto mehr Ordnung weisen sie auf. Je stärker unser Bewusstsein im reinen Eu-Gefühl verankert ist, desto mehr Ordnung zeigt sich in unserem Leben. Selbst wenn scheinbar das Chaos regiert, ist dies nur der Tanz der Eisenspäne in Anwesenheit des Magneten. Im reinen Eu-Gefühl erwacht schnell die Wahrnehmung der Vollkommenheit, die einer chaotisch erscheinenden Welt Sinn gibt.

Reines Eu-Gefühl ist die reinste Form der Wahrnehmung. Im reinen Eu-Gefühl gibt es keine Verzerrung, kein Ego stört den ungetrübten Ausdruck dieses reinen Impulses. Im normalen Bewusstsein sind unsere Gedanken wie Wellen, die an den steinigen Strand der Realität schlagen und in einer Gischt aus Chaos und Kritik explodieren, getrieben von den vorherrschenden Winden von Ursache und Wirkung. Auf der tiefsten Ebene unseres Geistes kann ein solcher Konflikt nicht existieren. Wenn Sie einen Gedanken oder einen Wunsch haben, wird er sofort erfüllt. Es ist ganz erstaunlich! Während Sie des reinen Eu-Gefühls gewahr sind, können Sie alles haben, was Sie wollen.

Wenn Sie beispielsweise im Gewahrsein des reinen Eu-Gefühls einen Apfel schmecken möchten, nimmt der Apfel sofort in Ihrem Geist Gestalt an und Ihre Emotionen und Sinne reagieren lebhaft darauf. Auf dieser Ebene können Sie den Apfel voll und ganz wahrnehmen, und zwar noch besser, als würden Sie bei normalem Bewusstsein tatsächlich einen Apfel essen. Wenn Sie im normalen Bewusstseinszustand einen Apfel essen, sind Sie meist mit anderen Gedanken oder Dingen beschäftigt und verpassen das Geräusch, das entsteht, wenn Ihre Zähne die Haut des Apfels durchdringen, oder den Saft, der leicht in Ihren Mund spritzt, und die Flut der süßsauren Aromen, die in Ihnen eines der größten Freudengefühle auf Erden hervorrufen. Stattdessen kauen, reden und schlucken Sie, beinahe ohne überhaupt daran zu denken, dass Sie einen Apfel essen.

Erinnern Sie sich noch an den Vergleich mit dem Filmprojektor, den ich weiter vorn angeführt habe? Wir haben gesagt, dass das Eu-Gefühl die Linse *und* der Filmstreifen im Filmprojektor sei: Reines Licht (reine Bewusstheit) fällt durch die Linse und wird auf den Film gerichtet. Das Licht, das durch den Film scheint, wird dann auf die Leinwand projiziert, auf der der Kinofilm Ihres Lebens abläuft. „Reines Eu-Gefühl" meint das Gewahrwerden des Eu-Gefühls, *bevor* das Licht durch den Filmstreifen fällt. Alle Gedanken, die Sie haben, während Sie des reinen Eu-Gefühls gewahr sind, werden Teil des Kinofilms – sie werden also, wenn Sie so wollen, ins Drehbuch aufgenommen – und werden anschließend für alle sichtbar auf die Leinwand des Lebens projiziert. Das ist der Sitz der Wunder.

Es ist eben jenes Gewahrsein auf der Ebene des reinen Eu-Gefühls, das Sie zum Schöpfer Ihres Lebens macht. Oder, genauer gesagt, Sie werden zum ursprünglichen Beobachter, und zwar noch bevor der Wille des Ego einsetzt. Hier sind Sie gleichzeitig Schöpfer, Schöpfung und grenzenloses Gewahrsein, das in beiden ist und über beide hinausgeht. Von dieser Ebene des Bewusstseins aus schaffen Sie Wunder in Ihrem Leben. Aus dem reinen Eu-Gefühl heraus werden Sie Ängste und Frust über finanzielle Schwierigkeiten beruhigen, Ärger und Misstrauen in Beziehungen ausräumen und Ihre Augen für die innere Kraft öffnen, die bisher durch das Rumpeln und Poltern Ihres unkontrollierbaren Verstandes verdeckt wurde. Von dieser wunderbaren Ebene der Bewusstheit aus wird das gesamte Leben zu jedem Zeitpunkt jedes Tages erneuert. *Ihr* Leben ist da keine Ausnahme.

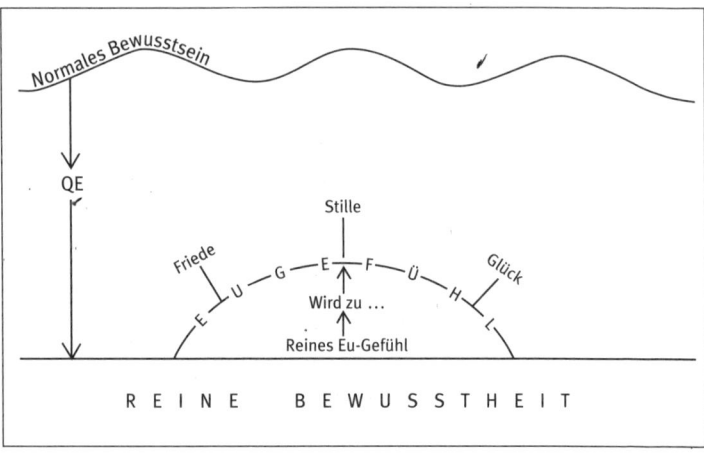

Abbildung 3: Das reine Eu-Gefühl™

In Ihrer Erfahrung des reinen Eu-Gefühls sind Sie Schöpfer und sind zugleich jenseits der Schöpfung. Ich weiß, das scheint zunächst keinen Sinn zu ergeben. Unser Verstand bewegt sich im Feld der Form und kann das Formlose nicht verstehen. Ihr Verstand wird diese Realität nie verstehen, aber Sie können eine Art von Erkenntnis haben, die über rationales Verstehen hinausreicht. Für Ihren Verstand ist dies ein Paradoxon: Wie können Sie grenzenlose Bewusstheit sein und gleichzeitig durch Gedanken und Dinge begrenzt werden? Unser Verstand erzählt uns die einzige Geschichte, die er kennt. Aber: Sie *sind* nicht Ihr Verstand. Sie sind reine Bewusstheit (die Lücke zwischen den Gedanken, die Ihren Verstand ausfüllen). Es gibt nur *eine* Schöpfung. Bei der Betrachtung durch eine individuelle Geist-Körper-Einheit schrumpft sie jedoch auf die Größe des Individuums zusammen und wird als „mein Leben" angesehen. Das reine Eu-Gefühl hingegen erhebt Sie über diese Sichtweise hinaus in den grenzenlosen Status des „Beobachter-Schöpfers", sodass Sie die Vorteile beider Welten genießen können.

Das ist eine sehr wichtige Erkenntnis. Was nun bedeutet „Beobachter-Schöpfer"? Es bedeutet, dass Sie Ihr Leben verändern, ja, neu erschaffen können, ohne gleichzeitig in den kräftezehrenden Strudel der Emotionen und Wünsche zu geraten, der meist ständiger Begleiter unserer Anstrengungen ist, unser Leben mithilfe des normalen Bewusstseins zu kontrollieren. Es bedeutet, dass Sie sich nicht mehr anstrengen müssen, um Erfolg zu haben. Es bedeutet, dass Sie sich sorglos der Freude darüber hingeben können, dass Sie ganz und gar Mensch sind. In wenigen Augenblicken werden Sie QE-Intention erlernen, die Methode, die zu müheloser Erfüllung führt. Sie werden lernen, auf jeder Ebene Ihres Lebens erfolgreich zu sein. Das Schöne an QE-Intention ist zudem, dass Sie nichts von dem, über das wir gerade geredet haben, verstehen müssen. Reden und Denken sind Funktionen, die unserem an rationale Verfahren gebundenen Verstand zugeordnet sind. QE-Intention wird selbst dann Wunder für Sie vollbringen, wenn Sie nicht den blassesten Schimmer haben, wie es funktioniert. Sie müssen noch nicht einmal daran glauben. Und sich glücklicherweise auch nicht auf mein Wort verlassen, denn schon ein paar Seiten weiter werden Sie es selbst ausprobieren können.

QE-Intention ist ein reproduzierbares, auf wissenschaftlichen Erkenntnissen beruhendes Verfahren und so einfach, dass Sie nichts falsch machen können. Sie haben alles unter Kontrolle, wenn Sie zum stummen und, in Bezug auf das Erschaffene, unbeteiligten Zeugen werden. Ich weiß, das mag widersprüchlich klingen, aber das macht nichts. QE-Intention wird bei Ihnen funktionieren, und zwar unabhängig davon, was Ihr Verstand denkt. Sie werden absolute Kontrolle über Ihr Leben haben, solange das, was Sie erschaffen wollen, niemandem schadet. Wir alle leben unter dem universellen Einfluss von Ursache und Wirkung und der Versuch, diese Gesetze zu unseren Gunsten zu beeinflussen, geht nie so ganz zu unserem Vorteil aus. Bei QE-Intention hingegen sind Sie, Ihnen nahestehende Personen und der Rest der Welt vor falschem Denken und schädlichem Verhalten geschützt. Wenn Sie reines Eu-

Gefühl spüren, können Sie keinen Schaden anrichten. Wenn Sie etwas wünschen, was von den Gesetzen der Natur unterstützt wird, dann bekommen Sie es. So einfach ist das. Aber aufgemerkt! Wenn Sie sich etwas wünschen, was nicht das Richtige für Sie ist, dann wird Ihnen stattdessen etwas noch Großartigeres angeboten. Sobald die Kinder von Mutter Natur aus den Ego-Träumen des Alltagslebens erwachen, bietet sie ihnen ihre wunderbarsten Gaben dar. Sie wird die Entfaltung der Gesetze von Ursache und Wirkung für Sie überwachen. Wenn Sie QE-Intention einsetzen, kann es passieren, dass Sie sich vielleicht ein Fahrrad wünschen und am Ende mit einem BMW dastehen. Es reicht aus, wenn Sie sich etwas wünschen. Danach müssen Sie sich nur noch zurücklehnen und warten.

QE-Intention wird Sie darauf vorbereiten, das Dargebotene widerspruchslos anzunehmen. Wenn Sie sich vom natürlichen Fluss der Schöpfung leiten lassen, werden Sie zu größerem Erfolg geführt, als Sie erhofft haben. Sie werden Ihr Festhalten an einem bestimmten Weg, einer Idee oder einem Objekt auf ganz natürliche Weise aufgeben, wenn es mehr Ärger macht als es wert ist. Anders gesagt: Von Ihrem ureigenen Platz im Herzen der Schöpfung aus werden Sie als Erster wissen, ob etwas funktioniert oder nicht. Sie werden der Erste sein, der die Früchte Ihres Nicht-Tuns genießt, indem Sie annehmen, was ist. Bei jeder solchen Arbeit mit Intentionen ist QE-Intention das entscheidende Element. Je weiter entfernt vom Eu-Gefühl man Erfolg erzielen möchte, umso härter muss man arbeiten. Der Einsatz von Intentionen sollte aber mühelos sein. Dies gilt vor allem für das Manifestieren unserer materiellen Wünsche. Je weiter Sie von der organisierenden Harmonie des reinen Eu-Gefühls entfernt sind, desto mehr Regeln müssen Sie befolgen und desto detaillierter muss Ihre Intention sein. Herkömmliche Methoden der „Intentionsarbeit" erfordern möglicherweise einen großen Aufwand in Form von Wiederholung und Ausarbeiten von Details. Wenn Sie sich ein neues Zuhause wünschen, sagt man Ihnen vielleicht, Sie sollten es sich bildlich vorstellen, eventuell sogar bis ins kleinste Detail – von der Farbe der Lichtschalter und Steckdosen bis hin zu den Türgriffen. Diese Methode geht davon aus, dass das entsprechende Bild mit zunehmender Detailliertheit umso stärker in Ihren Geist eingebrannt wird und dass dadurch die Chancen steigen, das Gewünschte auch wirklich zu besitzen. Mit den Intentionen können viele Regeln verbunden sein. Vielleicht sagt man Ihnen, Sie müssten die Intention mit einer positiven Stimmung verbinden oder bezogen auf das angestrebte Ziel so tun, als sei es bereits erreicht. Auch fordert man Sie vielleicht auf, so häufig wie möglich an Ihre Intention zu denken.

Vorgehensweisen, die Wiederholung und kleinste Details erfordern, sind häufig erfolgreich, allerdings nicht unbedingt aus den Gründen, die wir annehmen. Wir wissen, dass es das unbegrenzte organisierende Potenzial des reinen Eu-Gefühls ist, das unsere Träume manifestiert und unsere tiefste Sehnsucht stillt. Wenn der Geist in unzählige Details verstrickt ist, rutscht er manchmal automatisch in einen tieferen Ruhezustand, und zwar trotz der unablässigen Aktivität rund um das Manifestieren der Intention. Auf diese Weise wird die Intention beinahe zu einem Mantra, das den Verstand mit Aktivität beansprucht, bis er ermüdet. Ist der Verstand ausgeruht genug, wird er sich in ruhigere Ebenen des Geistes zurückziehen. Dort wird der Same gelegt, der dann zu wachsen beginnt und irgendwann Früchte trägt. Wenn der Verstand ermüdet, schweift er ab und wendet sich Interessanterem zu oder er schaltet ganz ab.

Wie schnell und vollständig sich Ergebnisse zeigen, das hängt davon ab, wie tief die Intention in den tieferen Regionen Ihres Geistes verankert wurde. Manchen Menschen fällt es von Natur aus leichter, in diese Regionen zu gelangen, und sie können ihre „Intentionssamen" tiefer aussäen. Bei diesen Menschen scheinen Intentionen die meiste Zeit über zu funktionieren. Wenn Sie Ihren Verstand nicht beruhigen können, kann es sein, dass Sie genau das Gleiche tun wie diejenigen, die Erfolg haben, und trotzdem kein Ergebnis erzielen. Das kann sehr frustrierend sein und das Gefühl hervorrufen, man sei es nicht wert, das zu bekommen, was man sich wünscht. Das ist absoluter Humbug. Es ist weder die Intention noch das Verfahren oder die anwendende Person, die scheitert. Der Erfolg einer Intention hängt nur von *einem* Faktor ab, und zwar vom Grad der Bewusstheit. Die tiefste Bewusstheitsebene, die wir erleben können, ist das reine Eu-Gefühl. Wir könnten also sagen, dass die Wirksamkeit Ihrer Intention von der Qualität Ihrer Bewusstheit abhängt. Mit ein wenig Übung und mit noch weniger Anstrengung kann jeder lernen, die Qualität der Bewusstheit und somit die Effektivität der Intentionsarbeit erheblich zu verbessern.

Wie Sie bald herausfinden werden, erfordert QE-Intention nur den kleinsten mentalen Impuls, sodass Sie Ihre größten Hoffnungen und Ziele mühelos verwirklichen können. Sie müssen nicht einmal Ihre gewohnte Methode aufgeben. Sie haben richtig gelesen: Sie können Ihre Intentionsarbeit wie bisher fortsetzen, allerdings mit einem einzigen – und wie ich anfügen darf: tiefreichenden – Zusatz: Anstatt Ihre Intention nur zu denken oder noch mit ein bisschen Gefühl aufzupeppen, lassen Sie sich einfach in die stillen Tiefen Ihres Geistes sinken, in das Reich der unbegrenzten Möglichkeiten. Sie müssen Ihrer Intention lediglich das reine Eu-Gefühl hinzufügen und werden dann sofort eine spürbare Verbesserung erzielen. Lassen Sie mich hier aber noch eine Sache klarstellen, bevor Sie lernen, wie Sie QE-Intention anwenden. Jede Intention besteht aus zwei Teilen: dem Gegenstand oder Ziel der Intention und dem Gefühl, das Sie mit der Intention verbinden. Der Gegenstand mag körperlicher Art sein wie eine Schüssel, ein Schlüssel und ein Elefantenrüssel oder, wenn Sie es weniger exotisch lieben, ein Auto oder Haus. Er kann aber auch weniger konkret sein, etwa ein höherer Schulabschluss, eine glücklichere Beziehung oder größere spirituelle Harmonie. Die Emotion, die mit der Intention verbunden ist, entspringt zumeist einer Sorge oder Angst, dass Sie das Gewünschte nicht erreichen werden oder das, worum Sie bitten, nicht verdient haben.

Nehmen wir beispielsweise an, Sie würden sich für einen neuen Job bewerben, den Sie dringend benötigen. Das ist der Gegenstand Ihrer Intention und Sie sind womöglich ängstlich besorgt, ob Sie die Stelle bekommen oder nicht. In vielen Fällen, wenn nicht gar in allen, kann dieses Gefühl an Ihren Kräften und Nerven zerren und mehr Unbehagen verursachen, als wenn Sie die Stelle nicht bekommen. Ihre Sorge darum, ob Sie die Stelle bekommen oder nicht, kann sogar die Erfüllung des Wunsches behindern. So sind Sie womöglich der perfekte Kandidat für eine bestimmte Position, „vermasseln" aber aufgrund Ihrer Nervosität das Bewerbungsgespräch so gründlich, dass am Ende ein weniger qualifizierter Bewerber die Stelle bekommt. Das Erste, was die QE-Intention daher bewirkt, ist, den emotionalen Zwiespalt zu beseitigen, der mit dem Erreichen des Ziels verbunden ist. Das Erreichen des emotionalen Gleichgewichts nimmt weder Wochen noch Tage oder Stunden in Anspruch. Die QE-Intention löst emotionalen Unfrieden sofort auf, sodass Sie alle Ihre kreativen Energien auf das Erreichen des Ziels richten können. Selbst wenn das Ausräumen von Aufregung und Nervosität das Einzige wäre, was Sie in diesem Zusammenhang lernen, wäre dieses Buch bereits tausend Mal seinen Preis wert. Aber es ist bei Weitem nicht das Einzige.

Einige Methoden befürworten das Verbinden der Intention mit einem Gefühl, um ihr einen weiteren Impuls hinzuzufügen. Dies kann durchaus stimulierende Wirkung haben und das Erreichen des Ziels beschleunigen. Aber das Gefühl ist in diesem Fall nur die antreibende Kraft, nicht die lenkende.

Das erinnert mich an die Geschichte von dem Mann, der mit seiner Frau eine lange Autofahrt unternahm. Sie wollten in den Süden, zu den weißen Sandstränden von Florida. Der

Mann machte ein Nickerchen, während seine Frau am Steuer saß und weiterfuhr. Als er wieder aufwachte, spürte er die Wärme der Nachmittagssonne, die seitlich auf sein Gesicht schien. Er lauschte dem Surren der Reifen auf der Straße und wusste, dass sie gut vorankamen. Mit einem Schlag wurde ihm allerdings bewusst, dass die Sonne zum *Fahrerfenster* hineinscheinen müsste, wenn sie wie geplant Richtung Süden unterwegs wären. Er setzte sich ruckartig auf und sagte: „Schatz, wir fahren genau in die falsche Richtung, nach Norden statt nach Süden!" – „Ich weiß", antwortete seine Frau mit einem strahlenden Lächeln, „aber wir kommen super voran ..." Es ist gleichgültig, wie schnell Sie vorwärtskommen, wenn die *Richtung* nicht stimmt. Im Reisegepäck der QE-Intention befindet sich glücklicherweise der perfekte Kompass dafür – das reine Eu-Gefühl.

Wenn Sie QE-Intention praktizieren, können Sie nicht in die falsche Richtung fahren, weil Sie nichts tun. Sie sind bei dieser Reise lediglich Beobachter. QE-Intention löst einen zarten Impuls aus, der das, was Sie wollen, vollständig enthüllt. Wie und wann Sie es bekommen, liegt völlig in der Hand der Schöpfung. Das Eu-Gefühl ist sozusagen das Superhirn, das die schöpferischen Kräfte für Sie lenkt.

Nehmen wir einmal an, Sie befänden sich in einer Großstadt in einem fremden Land, dessen Sprache Sie weder sprechen noch verstehen können. Um Ihr Ziel zu erreichen, müssen Sie einmal quer durch die Stadt fahren. Sie könnten nun ein Auto mieten und versuchen, sich allein durch die Stadt zum Zielort vorzukämpfen. Aber da Sie weder die örtlichen Straßenverkehrsregeln kennen, noch die Karte oder die Verkehrszeichen lesen können, ist die Chance, dass Sie Ihr Ziel erreichen, ohne sich hoffnungslos zu verirren, relativ gering. Also rufen Sie ein Taxi. Der Fahrer weiß nicht nur, wie man am besten zu Ihrem Ziel gelangt, sondern versteht es auch, viel befahrene Strecken, Baustellen und Umwege zu meiden; und er kann Ihnen auf dem Weg zudem noch ein paar Sehenswürdigkeiten zeigen. Vielleicht fahren Sie zunächst sogar in die Ihrem Ziel entgegengesetzte Richtung, aber am Ende erreichen Sie Ihr Ziel schneller, leichter und sicherer. Da Sie nur Beifahrer sind, ist die Fahrt für Sie mit keinerlei Anstrengung verbunden. Sie sind der perfekte Beobachter, der sich um die technischen Details der Zielerreichung in keiner Weise zu kümmern braucht. Wenn Sie QE-Intention praktizieren, nennen Sie dem Fahrer (= dem Eu-Gefühl) einfach nur das Ziel. Anschließend können Sie sich zurücklehnen und die Fahrt genießen.

Das Schöne an QE-Intention ist, dass Sie sich selbst von nichts zu überzeugen brauchen. Sie müssen auch keine Energie aufwenden, um eine positive Atmosphäre zu erzeugen. Alles fließt ganz natürlich, so, wie Wasser einen Berg hinabfließt. Das ist übrigens ein gutes Bild für QE-Intention. Wenn Sie ein Tautropfen am Ende eines Blattes wären und sich gerne mit dem unendlichen Ozean vereinigen würden, müssten Sie nichts dafür tun. Die Schwerkraft würde dafür sorgen, dass Sie zur Erde fallen, wo Sie zusammen mit anderen Tropfen eine kleine Lache bilden. Schon bald fließt die Lache über und Sie machen sich auf den Weg zur Mutter aller Tautropfen, zum Meer. Wird Ihre Reise geradlinig verlaufen? Niemals! Zuerst fließen Sie ein Stück und enden in einer Lache. Wenn diese überfließt, fließen Sie ein Stück weiter und landen in der nächsten und so weiter ... Während Sie in einer Lache festsitzen, haben Sie womöglich das Gefühl, die Reise sei zu Ende. Aber hinter Ihnen sammeln sich immer mehr Tropfen an und schon bald läuft Ihre Lache über und wieder geht es ein Stück vorwärts in Richtung Meer. Manchmal fließen Sie nach rechts und manchmal nach links und manchmal sogar in die falsche Richtung. Wieder mag Sie das Gefühl überkommen, dass Sie Ihre Zeit verschwenden und Ihr Ziel – so langsam, wie Sie jetzt vorankommen – nie erreichen werden. In spirituellen Kreisen gibt es dazu ein Sprichwort: „Je näher das Ziel, desto schneller und leichter geht es voran." Schon bald werden Sie in einem Bach landen, der in einen Fluss mündet, und Ihre Reise zum Meer geht zunehmend schneller und leichter voran. Schwerkraft und Fließdynamik haben Sie ohne die geringste Anstrengung von Ihrer Seite von der Blattspitze zum Meer geleitet. Individuelles Besorgtsein, Abplagen und Bemühen haben keinen nennenswerten Einfluss auf das Ergebnis gehabt. Genauso ist es mit QE-Intention. Ihr zarter Wunsch reicht dazu aus, Sie in den Strom (Flow) der Kräfte der Schöpfung einzugliedern, und zwar nicht, um Ihre Bemühungen zu unterstützen, sondern um Sie jenseits allen Bemühens zur erfolgreichen Verwirklichung Ihres Wunsches zu bringen. Nur mit einem kleinen Gedanken werden Sie zum Zeugen Ihrer eigenen Schöpfung und zum Erzeuger von Frieden und Harmonie.

Kerngedanken von Kapitel 12

- Das reine Eu-Gefühl ist das gleichzeitige Wahrnehmen von reiner Bewusstheit und Eu-Gefühl, und zwar, bevor Sie Gefühle wie Freude, Friede oder Glückseligkeit verspüren.

- Menschen, die Wunder vollbringen und Dinge aus dem Nichts materialisieren können, tun dies von der Ebene des reinen Eu-Gefühls aus.

- Je stärker Ihre Bewusstheit im reinen Eu-Gefühl ruht, desto mehr Ordnung zeigt sich im Leben.

- QE-Intention funktioniert selbst dann, wenn Sie es nicht verstehen oder nicht daran glauben.

- Wenn Sie etwas wünschen, was von den Gesetzen der Natur unterstützt wird, dann bekommen Sie es. Wenn Sie etwas wünschen, was nicht das Richtige für Sie ist, dann wird Ihnen stattdessen etwas noch Großartigeres angeboten.

- Das Eu-Gefühl ist das entscheidende Element jeder Arbeit mit Intentionen.

- Die Arbeit mit Intentionen sollte mühelos sein.

- Je weiter entfernt vom Eu-Gefühl man versucht, etwas zu erschaffen, desto härter muss man arbeiten.

- Der Erfolg einer Intention beruht auf einem einzigen Faktor: auf Ihrem Grad an Bewusstheit.

- Wenn Sie QE-Intention praktizieren, nennen Sie dem Taxifahrer (= Eu-Gefühl) das Ziel und können sich dann zurücklehnen und die Fahrt genießen.

13. Wie Sie QE-Intention™ praktizieren

Verlange nach etwas und du wirst es bekommen.
Gib das Verlangen nach etwas auf und es wird dir von
selbst hinterherlaufen.

Swami Sivananda

Wir haben bisher in relativ kurzer Zeit eine Menge behandelt. Neben ein paar erhellenden Erfahrungen haben wir einige nette Dinge gelernt, nicht zuletzt *Quantum Entrainment*®. Wir wissen nun an den brodelnden Wassern des begrenzten Verstandes vorbeizuschlüpfen und inneren Frieden zu finden, die Grundlage für Fülle und Ganzheit. Als Nächstes werden Sie nun eine alte Technik erlernen, die bereits seit Tausenden von Jahren bekannt ist. Damals, bevor unser Geist dazu verführt wurde, sich über das Notwendige hinaus auf dem Spielfeld des Überflusses zu tummeln, war es ein vertrauter Teil unseres Lebens. In den Anfängen mussten wir erst einmal unsere Umwelt unter Kontrolle bekommen, um unser eigenes Überleben zu sichern. In unserem Überschwang jedoch begannen wir, sie zu dominieren, und verloren dabei unser Selbst.

Die Technik, die Sie hier erlernen werden, stammt aus einer einfacheren Zeit, in der wir noch stärker mit unserem Selbst in Verbindung standen. Es ist eine einfache, wirkungsvolle Technik, die uns zu dem zurückbringen wird, was wir in unserer Ahnungslosigkeit verloren haben. Wir haben als Vorbereitung hierauf verschiedene Themen behandelt, aber letztendlich feiern Sie mit QE-Intention auf sehr persönliche und innige Weise

Ihr Selbst. Der Zauber, die Mühelosigkeit, die verblüffende Wirkung dieser Technik wird sich auch dann entfalten, wenn Sie nichts von dem verstanden haben sollten, was Sie hier bisher gelesen haben. Gönnen Sie also, wenn Sie mögen, Ihrem analytischen Verstand eine Ruhepause und bereiten Sie sich darauf vor, zu dem ursprünglichen Zustand zurückzukehren, den wir hatten, bevor das Chaos des modernen Verstandes Einzug hielt.

Eine „Sitzung" mit QE-Intention hat einen genau definierten Ablauf, zumindest am Anfang. Mit der Zeit werden Ihre Sitzungen innerhalb eines Augenblicks beginnen und enden und Sie werden keinerlei Vorbereitungen mehr treffen müssen. Zunächst jedoch werden wir den Prozess Schritt für Schritt durchgehen und sicherstellen, dass er Ihnen zur zweiten Natur wird. Innerhalb kürzester Zeit wird das Einsetzen von QE-Intention für Sie ebenso natürlich sein wie das Denken.

Widmen Sie dem nun Folgenden besondere Aufmerksamkeit, da es für das erfolgreiche Durchführen von QE-Intention von entscheidender Bedeutung ist. Eine QE-Intention entwickeln Sie nämlich nicht wie eine „traditionelle" Intention oder Absicht. QE-Intention ist ein außergewöhnliches Verfahren, unkompliziert und direkt. Wenn Sie beispielsweise ein neues Haus haben möchten, müssen Sie es nicht Stein für Stein aufbauen oder es sich im Detail bildlich vorstellen. Alles, was Sie benötigen, wartet bereits in Ihrem Geist auf Sie: Ihr Wunsch, Ihre Vorstellung, die Sie sich von Ihrem Haus machen, so vage sie auch sein mag. Das Verlangen danach existierte schon, bevor Sie selbst es wahrnahmen. QE-Intention bedeutet, dass Sie dieses bereits kreierten Wunsches gewahr werden, und zwar in einer bestimmten Weise, sodass die schöpferischen Kräfte ebenfalls die Intention verfolgen, dass Sie es bekommen. QE-Intention ordnet Ihren Wunsch in geeigneter Weise in einen größeren, höheren Plan ein, sodass er Teil davon wird und die Realisierung dieses Plans unterstützt.

Alle Ihre Wünsche bleiben Ihnen auf einer bestimmten Ebene erhalten, bis sie erfüllt sind. Die meiste Zeit werden Sie sie auf den stillen Ebenen des Geistes finden, wo sie geduldig darauf warten, gesehen und gewürdigt zu werden. Und wie können Sie sie entsprechend würdigen? Werden Sie ihrer einfach nur gewahr! Aber denken Sie immer daran: Der Erfolg Ihrer Intentionen hängt ab von der Qualität Ihres Gewahrseins. Reines Eu-Gefühl ist die am weitesten verfeinerte Erfahrung von Gewahrsein, die wir haben können. Wenn Sie Ihrer Wunsch-Intention gewahr werden, während Sie des reinen Eu-Gefühls gewahr sind, dann hat sie das größte Potenzial, auf jeder Ebene Ihres Lebens realisiert zu werden.

Wenn Sie QE-Intention praktizieren, dann gehen Sie sozusagen eine Partnerschaft mit der reinen Bewusstheit ein. Reine Bewusstheit ist die Grundlage aller Schöpfung. Indem die reine Bewusstheit durch das Eu-Gefühl nach außen dargestellt wird, kreiert sie das, was Sie als Ihr Leben erkennen. Das Eu-Gefühl, die reinste Ausdrucksform der reinen Bewusstheit, weiß, was es tut. Am besten lassen Sie daher das Eu-Gefühl das Haus für Sie bauen. QE-Intention bringt Ihre Wunsch-Intention geschickt und feinfühlig, in der subtilsten Ausdrucksform des Eu-Gefühls, genau dort ein, wo der Schöpfungsprozess seinen Ausgangspunkt nimmt.

Das ideale Haus für Sie ist vielleicht gar nicht dasjenige, das Sie im Sinn haben. Das Eu-Gefühl aber weiß, was gut für Sie ist – besser als Sie selbst. Und es weiß, wie es Ihnen das Richtige in der effizientesten Weise verschafft, ohne für Sie selbst oder für andere Disharmonie oder Schaden zu verursachen. Falls das Haus, das Sie vor Ihren inneren Augen haben, für Sie das richtige ist, werden Sie es genau so bekommen, wie Sie es vor sich sehen. Es ist allerdings mehr als wahrscheinlich, dass es ein viel besseres Haus für Sie gibt, als Sie sich das vorstellen können. Gerade die Tatsache, dass Ihre Intention und Ihre Vorstellung nicht absolut spezifisch ausgefeilt sind, gibt dem Eu-Gefühl freie Hand, alle Kräfte der Schöpfung zum Auffinden des für Sie optimalen Hauses einzuspannen. Je spezifischer Sie Ihren Wunsch formulieren und je mehr Willenskraft Sie in Ihre Intention „investieren", desto mehr verfälschen Sie die Ursprünglichkeit Ihres Wunsches und desto geringer ist auch die Wahrscheinlichkeit, dass dieser Wunsch erfüllt wird. Sie mögen all Ihre Kraft dafür einsetzen und vielleicht bekommen Sie dann sogar Ihr Haus, ganz genau so, wie Sie es sich ausgemalt haben – und doch werden Sie damit letztlich nicht ganz zufrieden sein … Vielleicht kennen Sie sogar Leute, die genau das bekamen, was sie sich *wünschten* und ausmalten, die sich dann aber nicht wirklich daran erfreuen und es genießen konnten, weil es nicht das war, was sie wirklich *brauchten*.

Wenn ich Sie also während des QE-Intentions-Prozesses auffordern werde, Ihrer Intention gewahr zu werden, dann genügt eine ungefähre, skizzenhafte Vorstellung von dem, was Sie möchten. Und dann lassen Sie das Eu-Gefühl den Rest erledigen, die „Schwerarbeit". Also, sind Sie nun bereit dafür, nichts zu tun und alles zu bekommen?

Im ersten Schritt werden Sie dessen gewahr, was Sie erreichen möchten. Lassen Sie Ihre Gedanken federleicht zu der Wunsch-Intention hingleiten, die Ihr Geist bereits kreiert hat. Versuchen Sie nicht, sie abzuwandeln oder in etwas anderes zu verwandeln. Sie ist bercits perfekt für Sie. Ihr Wunsch wurde schließlich von Ihnen selbst kreiert. In der gesamten Schöpfung gibt es nicht einen einzigen anderen, der ihm gleicht. Nehmen Sie ihn an, wie er ist, und bestätigen Sie ihn einfach. Versuche, etwas Besseres daraus zu machen oder ihn konkreter auszumalen, würden nur dazu führen, dass er weniger perfekt für sie passt. Wenn ich Sie also bitten werde, an Ihre Intention zu denken, sollten Sie nichts weiter „tun", als dessen gewahr zu werden, was bcreits da ist! Ist das nicht wirklich einfach?

Erfahrung: QE-Intention™ praktizieren

Suchen Sie sich einen ruhigen Platz, an dem Sie während der nächsten rund 15 Minuten nicht gestört werden. Machen Sie es sich bequem und führen Sie QE durch, wie Sie es in diesem Buch gelernt haben (hier: im Sitzen und mit geschlossenen Augen). Dazu beobachten Sie zunächst ganz mühelos und erwartungsfrei Ihre Gedanken. Schon bald werden sie langsamer werden oder sogar ganz verschwinden.

An irgendeinem Punkt während des Prozesses werden Sie eventuell des Eu-Gefühls gewahr und verspüren Ruhe, Sanftheit, Frieden oder ein anderes gutes Gefühl. Weil Sie inzwischen bereits häufiger QE praktiziert haben, steht das Eu-Gefühl womöglich schon bereit, sobald Sie die Augen schließen. Wo auch immer Sie das Eu-Gefühl spüren, lassen Sie Ihre Bewusstheit sich klar und sanft darauf richten. Geben Sie dem Impuls der Bewusstheit nach, die zarte Reflexion des Eu-Gefühls mühelos zu erfassen.

Behalten Sie Ihre Bewusstheit des Eu-Gefühls auf diese entspannte Weise rund 5 Minuten lang bei, bis sich Körper und Geist ganz ruhig anfühlen oder Sie ihrer zuweilen gar nicht mehr gewahr sind. (Achten Sie darauf, die Veränderungen in Körper und Geist nicht vorwegzunehmen oder bewusst zu erwarten. Die erhöhte geistige Aktivität, die mit dem bewussten Ausschauhalten nach diesem Zustand verbunden ist, kann sein Eintreten verhindern. Prüfen Sie stattdessen einfach nur kurz nach, ob Sie sich sehr ruhig und still fühlen oder kurzzeitig Ihres Körpers und Geistes nicht gewahr waren.)

Werden Sie Ihres Eu-Gefühls gewahr. Spüren Sie, was es ist: Ist es eher Friede oder Ruhe oder Freude oder ein

Glücksgefühl …? Nehmen Sie aufmerksam, aber ohne Anstrengung, wahr, was es ist.

Betrachten Sie Ihr Eu-Gefühl dann mit klarer, entspannter Aufmerksamkeit. Dabei wird es möglicherweise verschwinden. Genauer gesagt: Sie werden vielleicht bemerken, dass Ihr Eu-Gefühl – während Sie es betrachten – allmählich schwächer wird und dass Sie dann keiner Objekte oder Erfahrungen mehr gewahr sind. Das ist das *reine Eu-Gefühl*. Sie wissen, dass Sie gewahr sind, aber da ist nichts, dessen Sie gewahr sein könnten. Nun sind Sie reif dafür, Ihre Intention in den fruchtbaren Boden des reinen Eu-Gefühls einzupflanzen.

Nachdem Sie tief in die Stille des reinen Eu-Gefühls eingetaucht sind, lassen Sie Ihren Geist mühelos zu Ihrem Wunsch hinübergleiten. Wie auch immer es sich in Ihrem Geist darstellt – werden Sie gewahr, was es ist, was Sie sich wünschen. Dann lassen Sie ebenso mühelos einen Gedanken an Ihre Intention auftauchen: wie Sie sich wünschen, diesen Wunsch erfüllt zu bekommen. Hier geht es nur um das kurze Aufflackern eines Gedankens, einer Vorstellung, ohne alle konkreten Details. Versuchen Sie nicht, eine Intention zu kreieren oder zu konstruieren. *Beobachten* Sie sie nur in ihrem möglichst ursprünglichen Zustand, unverfälscht und unbearbeitet.

Lassen Sie Ihr Gewahrsein nun zu Ihrem Eu-Gefühl zurückkehren. Betrachten Sie Ihr Eu-Gefühl wie zuvor, bis es reines Eu-Gefühl wird. Möglicherweise kehren Sie direkt zum reinen Eu-Gefühl zurück, ohne die Freude oder den Frieden oder das Glücksgefühl zu spüren, die Sie anfangs erlebt haben. Das ist gut so. Wenn Sie dann wieder des reinen Eu-Gefühls gewahr werden, sind Sie am Ende des QE-Intention-Prozesses angekommen.

Das ist auch schon alles, was es über den Ablauf der QE-Intention-Technik zu lernen gibt. Falls Ihr Wunsch (der für diese Übung ausgewählte) von einer negativen Emotion wie Angst oder Schuldgefühl motiviert war, werden Sie sich jetzt schon etwas besser fühlen. Das ist nur der Anfang. Aber Sie haben auch das Räderwerk der Schöpfung in Gang gebracht, damit es Ihnen Erfüllung auf materieller Ebene bringt. Lehnen Sie sich also zurück und beobachten Sie, wie der Genius des Lebens Ihnen eine Gelegenheit nach der anderen beschert, an der Sie sich erfreuen können ...

Hier in diesem Buch gehen wir nun zunächst nochmals ein Stück zurück und sehen uns genauer an, wie die QE-Intention-Technik funktioniert. Das erste Element des Prozesses, auf das ich Ihre Aufmerksamkeit lenken möchte, ist das *reine Eu-Gefühl*. Es ist das subtilste und wirkmächtigste Gewahrsein und daher auch das abstrakteste. Zwar wirkt die QE-Intention-Technik am besten, wenn man vom Gewahrsein des *reinen Eu-Gefühls* ausgeht; doch es ist auch außerordentlich wirkungsvoll, wenn Sie anfangs der weniger abstrakten Gefühle gewahr werden, die mit dem Eu-Gefühl verbunden sind. Damit meine ich die Ruhe, die Stille, den Frieden, die Freude oder ähnliche Glücksgefühle, die Sie empfinden, wenn Sie mühelos ins Gewahrsein des Eu-Gefühls eintauchen. (Vergessen Sie nicht: Liebe und Friede als begleitende Empfindungen des Eu-Gefühls kommen sozusagen aus dem Nichts des reinen Eu Gefühls. Sie entstammen der *ersten* Aktivität in Ihrem Geist nach der „Nicht-Aktivität" des reinen Eu-Gefühls.)

Auf diesen Punkt möchte ich besonders hinweisen: Am Anfang, wenn Sie erst beginnen und üben, QE-Intention zu praktizieren, werden Sie vielleicht noch nicht so richtig unterscheiden zwischen dem *reinen* Eu-Gefühl und Empfindungen wie Friede oder Liebe, die das „gewöhnliche" Eu-Gefühl begleiten. Tatsächlich ist es so, dass Sie – wenn Sie nach dem *Nichts* des reinen Eu-Gefühls gezielt suchen und Ausschau halten –

es mit Sicherheit verfehlen werden. Ja, ich weiß, das klingt merkwürdig, aber ich habe diese „Regeln" nicht erfunden, mein Part und mein Anliegen ist es nur, Sie darauf hinzuweisen! Die gute Nachricht hierbei lautet immerhin, dass QE-Intention mit dem „gewöhnlichen" Eu-Gefühl gleichermaßen funktioniert wie mit dem *reinen* Eu-Gefühl. Ich habe Ihnen die QE-Intention-Technik hier in ihrer ausgefeiltesten Form vermittelt, also unter Einbeziehung des *reinen* Eu-Gefühls – damit Sie wissen, dass es das gibt. Aber Sie können QE-Intention genauso mühelos und mit fast den gleichen Ergebnissen praktizieren, indem Sie einfach jedes begleitenden Gefühls, jeder Empfindung gewahr werden, die das Eu-Gefühl in Ihrem Geist hervorruft.

Ihr QE-Intention-Prozess sollte also kurz gefasst etwa so ablaufen:

- Werden Sie mühelos Ihres Eu-Gefühls gewahr. (Empfinden Sie die Ruhe, den Frieden, die Liebe oder ähnliche Gefühle, die es widerspiegeln.)

- Lassen Sie Ihr Gewahrsein dann ebenso mühelos zu Ihrer Intention hinübergleiten und beobachten Sie ganz ruhig.

- Kehren Sie behutsam, ohne sich besonders zu bemühen, zu Ihrem Eu-Gefühl zurück.

Um die ganze Sache leichter verständlich zu machen und Verwirrung zu vermeiden, werde ich von hier und jetzt an das Wort *Eu-Gefühl* in dem Sinne benutzen, dass es sowohl das *reine* Eu-Gefühl einschließt als auch das „gewöhnliche" Eu-Gefühl (das begleitende Empfindungen hervorruft). Sie wissen also von nun an, dass immer dann, wenn ich das Wort E*u-Gefühl* verwende, das *reine* Eu-Gefühl dabei mitgemeint ist. (Ich unterscheide also in meiner Ausdrucksweise nicht mehr zwischen Eu-Gefühl und *reinem* Eu-Gefühl.) Beim *Praktizieren* von QE-Intention sollten Sie allerdings weiterhin (ohne besonderes Bemühen) Ausschau halten nach dem *reinen* Eu-Gefühl – Sie *öffnen* sich einfach für die *Möglichkeit*, auch diese Form des

Eu-Gefühls zu erfahren. – Ist das nicht ein praktikabler Kompromiss? Gut, dann gehen wir nun weiter.

Lassen Sie uns kurz auf den Begriff der Intention eingehen. Der QE-Intention-Prozess umfasst sowohl den Wunsch als auch die Intention, diesen Wunsch, dieses Verlangen zu erfüllen. Dabei können Sie sich sowohl des Wunsches als auch der Intention bewusst sein, oder Sie stellen fest, dass Ihre Bewusstheit sich nur einem von beiden alleine zuwendet. Während Sie QE-Intention praktizieren, werden Sie also vielleicht nur Ihres Wunsches gewahr oder nur Ihrer Intention. In Wirklichkeit stammen sie beide aus einer einzigen Quelle, und wenn man eines davon wahrnimmt, genügt das völlig. Beides ist in Ordnung, solange Sie nicht versuchen zu manipulieren, was sich auf der Leinwand Ihres Geistes zeigt. Setzen Sie einfach den Impuls, Ihre Intention wahrzunehmen, und was immer sich dann zeigt, ist richtig. Auch hier erkläre ich der Einfachheit halber: Von jetzt an verwende ich das Wort *Intention* als Oberbegriff für den Wunsch und die damit Hand in Hand gehende Intention.

Manchmal werden Sie feststellen, dass Ihre Intention sich verändert. In diesem Fall lassen Sie das einfach zu. Vielleicht entwickelt sie sich in eine andere Richtung, als Sie es sich bewusst aussuchen würden, aber greifen Sie dennoch nicht ein. Lassen Sie Ihrer Intention freien Lauf. Denn was in diesem Moment passiert, ist, dass *Sie* sich neu erfinden und dass – um noch einmal auf unser früheres Beispiel zurückzugreifen – die Eisenspäne sich neu ordnen, wenn der Magnet (das Eu-Gefühl) die chaotischen Elemente Ihres Lebens in eine perfekte Ordnung bringt. An diesem Punkt sind Sie offen für alle möglichen Lösungen aus allen Ecken der Schöpfung. Formulieren Sie Ihre Intention im *normalen* Bewusstsein, so ist dies nicht der Fall, da hier Kontrolle und Vorstellungskraft nicht rein und ursprünglich sind, sondern verzerrenden Emotionen, logischer Inflexibilität und so weiter unterliegen.

Im QE-Intention-Prozess hingegen wird Ihre Intention (wie bei einem Sandwich) liebevoll zwischen zwei Scheiben Eu-Gefühl eingebettet und so wird etwas ganz Besonderes geschaffen. Ja, Sie können sich das bildlich so vorstellen, als würden Sie ein „Intentions-Sandwich" zubereiten: Wenn das Eu-Gefühl das Brot wäre, dann legten Sie sozusagen eine Scheibe davon auf den Tisch der reinen Bewusstheit. Auf diese Brotscheibe legten Sie dann liebevoll Ihre „Intentions-Frikadelle" (– falls Sie Vegetarier sind, darf es natürlich auch eine Sojafrikadelle oder Käse sein). Dann folgte eine weitere Scheibe Eu-Gefühl und – Simsalabim! – schon hätten wir ein perfektes „Intentions-Sandwich"! Das ist natürlich ein Scherz, aber das Bild macht klar, auf welche Weise QE-Intention funktioniert: Eu-Gefühl – Intention – Eu-Gefühl.

Eine andere Sichtweise im Hinblick auf QE-Intention wäre die, den Prozess aus der Perspektive der universalen Liebe zu betrachten: Die universale Liebe ist wie Ihre Mutter – sie möchte, dass Sie alles bekommen, was Sie sich wünschen. Sie sieht Ihren Wunsch nicht als etwas Separates an, getrennt von Ihrer Person; sie liebt Ihren Wunsch genauso, wie sie Sie selbst liebt. Wenn Sie eine QE-Intention auf den Weg bringen, schließt sie diese sozusagen in ihre aus Eu-Gefühl bestehenden Arme; sie liebt sie, nährt sie und fördert ihr Wachsen und Gedeihen. Falls Sie sich – wie ein Kind – etwas wünschen sollten, was schädlich oder unnütz ist, wird sie Sie in eine andere, vorteilhaftere Richtung umlenken. Vielleicht überrascht sie Sie sogar mit einem *größeren* Geschenk, das auch Ihren *ursprünglichen* Wunsch erfüllt, Ihnen aber noch viel, viel mehr bringt, als erwartet.

Wenn Sie QE-Intention praktizieren und Ihre Intention sozusagen sanft in das wohltuende Bett des Eu-Gefühls legen, dann können zwei Dinge geschehen: Entweder entschwindet Ihre Intention gleich wieder, zurück ins Eu-Gefühl, oder sie entwickelt ein Eigenleben, das wie ein Film abläuft. Falls das passiert, schauen Sie zu, wie Ihr Intentionsfilm auf der Leinwand Ihres Gewahrseins abläuft, etwa 1 Minute lang; dann lassen Sie Ihr Gewahrsein mühelos zum Eu-Gefühl zurückgleiten. Falls Ihre Intention sich aber gleich wieder in das Eu-Gefühl hinein aufgelöst hat, geben Sie sich nach etwa 1 Minute, in der Sie beim Eu-Gefühl verweilen, sanft den Impuls, zu Ihrer Intention zurückzukehren.

Ihre Intention geht also entweder von selbst gleich wieder ins Eu-Gefühl über oder sie entwickelt sich (spult sich sozusagen ab) wie ein Film in Ihrem Kopf. Jede dieser beiden Erfahrungen ist völlig in Ordnung. Achten Sie darauf, dass Sie in jedem Fall – sobald Sie des Eu-Gefühls wieder gewahr werden – einen möglichst klaren Eindruck davon gewinnen. „Beobachten" Sie das Eu-Gefühl etwa so, wie eine Katze ein Mauseloch beobachtet. – Nach etwa 1 Minute beim Eu-Gefühl gehen Sie wieder mühelos über zum Wahrnehmen Ihrer Intention. Machen Sie so weiter mit diesem Wechsel zwischen Eu-Gefühl und Intention, wiederholen Sie das Wechselspiel so lange, wie Sie mögen und wie es sich angenehm anfühlt. – Das ist der ganze Ablauf, so praktizieren Sie QE-Intention.

Schließen Sie Ihre QE-Intention-„Sitzung" ab, indem Sie *Quantum Entrainment* praktizieren, 2 bis 5 Minuten lang oder länger, wenn Sie mögen. Das heißt: des Eu-Gefühls gewahr sein, wann immer und solange es da ist, und alles andere seinen eigenen Weg gehen lassen.

Im Kern geht es darum, dass Sie einfach an Ihre Intention *denken* und sie dann frei in den nährenden Wassern des Eu-Gefühls schwimmen lassen. Versuchen Sie nicht, sie irgendwie festzuhalten. Lassen Sie einfach den Impuls Ihrer Intention in Ihre Gewahrsein gleiten, nehmen Sie Notiz davon und lassen Sie sie dann in die Fülle des Eu-Gefühls zurückgleiten

Wie bereits zuvor erwähnt, kann es sein, dass sich Ihre Intention nicht im Eu-Gefühl auflöst, sondern dass ihre verborgenen Seiten plötzlich beginnen, sich gleich Blütenblättern zu entfalten. Dies geschieht ganz automatisch, Sie müssen nichts dafür tun. Beobachten Sie den Vorgang einfach wie einen Film, der auf der Leinwand Ihres Geistes abläuft. Greifen Sie in keiner Weise ein. Die kreativen Kräfte des Universums organisieren die Zeit und die Ereignisse zu Ihren Gunsten neu. Auf diese Weise wird Ihre Lebensgeschichte neu geschrieben. Der vor Ihrem inneren Auge ablaufende Intentionsfilm kann für Sie verständlich sein oder nicht – wichtig ist allein, dass Sie in keiner Form eingreifen. Schauen Sie einfach zu und genießen Sie. Wenn Ihr Intentionsfilm Sie für einige Minuten in seinen Bann schlägt und Sie vergessen, zum Eu-Gefühl zurückzukehren – kein Problem! Kehren Sie einfach sanft dorthin zurück, sobald die entsprechende Gedankensequenz vorbei ist. Es kann auch vorkommen, dass Ihr Geist zu gänzlich anderen Themen abdriftet. Auch das ist nicht weiter schlimm. Wenn Sie feststellen, dass Ihre Gedanken ziellos umherzuwandern beginnen, geben Sie einfach den sanften Impuls, zum Eu-Gefühl zurückzukehren, und bereiten Sie ein weiteres „Intentions-Sandwich" zu.

Es wird häufiger vorkommen, dass sich beim Praktizieren von QE-Intention spontan Wünsche aus anderen Bereichen Ihres Lebens zeigen. Deshalb können Sie mit QE-Intention häufig mehrere Fliegen mit einer Klappe schlagen. All Ihre Wünsche stehen in Beziehung zueinander und alle entspringen dem grundlegenden Verlangen des Ego nach einer Wiedervereinigung mit dem Eu-Gefühl. Wenn während einer Intentionssitzung andere Wünsche auftauchen, dann können Sie sie einfach als Ersatz für die ursprüngliche Intention nehmen und genießen. Beim Starten eines ganz *neuen* QE-Intention-Prozesses sollten Sie allerdings immer die ursprüngliche Intention als Ausgangspunkt nehmen.

Zu Zeiten großer emotionaler Belastung stellen Sie womöglich fest, dass Ihnen während der QE-Intention-Sitzung tausend Gedanken durch den Kopf gehen. Dadurch mag die

Erfahrung etwas weniger wohltuend wirken, aber es stellt ansonsten kein Problem dar. Kämpfen Sie nicht gegen die Gedanken an, weil Sie meinen, dass sie nicht vorhanden sein dürften. Wenn Gedanken da sind, dann ist dies genau so, wie es sein soll. Sobald Sie feststellen, dass Ihre Gedanken um ganz andere Themen kreisen, beginnen Sie einfach, sie aufmerksam zu beobachten, aber ohne einzugreifen, genau wie Sie es in der grundlegenden QE-Übung gelernt haben. Es kann sein, dass Sie während solcher Sitzungen nicht die tiefe Ruhe des reinen Eu-Gefühls erfahren. Das ist völlig in Ordnung. Werden Sie einfach in den Momenten, in denen relative Ruhe herrscht, Ihrer Intention gewahr und gehen Sie dann so weit wie möglich ins Eu-Gefühl. Bei jeder QE-Intention wird der Prozess ein wenig anders ablaufen. Versuchen Sie nicht, die Sitzungen immer gleich zu gestalten. Nehmen Sie einfach das an, was jeweils ist. QE-Intention wird funktionieren, ganz gleich, wie Ihre subjektive Erfahrung aussieht.

Besonders frappierende Resultate werden Sie erzielen, wenn Sie mehrere QE-Intention-Sitzungen pro Tag machen. Ich empfehle für den Anfang, dass Sie für jede einen Zeitraum von fünf bis zehn Minuten wählen. So setzen Sie nicht nur die kreativen Kräfte der Schöpfung in Gang, um Ihre Wünsche zu erfüllen, sondern erzielen noch viele weitere positive Effekte. Schon bald wird es Ihnen gelingen, QE-Intention *zwischen zwei Herzschlägen* zu praktizieren, und zwar überall und jederzeit. Aber setzen Sie sich nicht unter Druck. Diese Fähigkeit ist nichts, was man bewusst anstreben sollte, sie wird sich vielmehr ganz von selbst und im Laufe der Zeit entfalten.

Sie können QE-Intention für jede Art von Wunsch einsetzen. Es muss also nicht immer um ernste oder wichtige Dinge gehen. Setzen Sie sie einfach den lieben langen Tag ein, auch für ganz banale Wünsche wie einen Eisbecher oder eine neue Nagelfeile. Legen Sie einfach los und gönnen Sie sich den Spaß – Sie haben es verdient.

Während Sie sich mit QE-Intention weiter anfreunden, möchte ich Ihnen in den nachfolgenden Kapiteln vor Augen führen, wie wirkungsvoll die Technik ist, die Sie hier erlernt haben. Dazu werde ich mehr ins Detail gehen und Ihnen erklären, wie Sie QE-Intention bei Themen wie chronische Krankheiten, Geldsorgen, Umgang mit Gefühlen oder Lösen von Problemen einsetzen. Außerdem erfahren Sie, wie Sie *anderen* helfen können, die Hürde zu nehmen und ihre tiefsten Wünsche zu erkennen. Bevor Sie nun zum nächsten Kapitel übergehen, möchte ich, dass Sie möglichst gleich jetzt eine weitere komplette QE-Intention-Sitzung durchführen. Legen Sie das Buch einfach kurz beiseite und lassen Sie einen Ihrer Wünsche an die Oberfläche des Bewusstseins aufsteigen. Werden Sie dann ganz sanft des Eu-Gefühls gewahr ..., dann Ihrer Intention ... und wieder des Eu-Gefühls ... Genießen Sie eine wohltuende QE-Intention-Sitzung.

(Hinweis: Selbst wenn Sie keinerlei emotionale Probleme haben, empfehle ich, das nachfolgende Kapitel zu lesen, da es grundlegende Anleitungen enthält, die sich auch auf die anschließenden Kapitel beziehen. So muss ich diese Grundlagen nicht in jedem Kapitel wiederholen ...)

Kerngedanken von Kapitel 13

- QE-Intention ist eine alte Technik, die es schon seit Tausenden von Jahren gibt.

- Bei QE-Intention werden Sie der Wunsch-Intention gewahr, die Ihr Geist bereits erschaffen hat.

- QE-Intention kann entweder eingeleitet werden, wenn Sie des Nichts des *reinen* Eu-Gefühls gewahr sind, oder aber, wenn Sie der begleitenden Empfindungen des *„gewöhnlichen"*, weniger subtilen Eu-Gefühls gewahr sind.

- QE-Intention ist wie ein Intentions-Sandwich, bei dem die Intention zwischen zwei Scheiben Eu-Gefühl gepackt wird.

- Der Intentionsfilm auf der Leinwand Ihres Geistes beinhaltet, dass das Eu-Gefühl Ihr Leben neu schreibt, um Ihren Wunsch in Erfüllung gehen zu lassen.

- Wenn Sie besonders frappierende Ergebnisse erzielen möchten, machen Sie mehrere QE-Intention-Sitzungen pro Tag.

- Sie können jede Art von Wunsch wählen, ganz gleich, wie ernst, spaßig oder banal er ist.

14. Umgang mit Gefühlen

Anderen – und dir selbst – Raum zu geben ist lebensnotwendig. Ohne dies kann die Liebe nicht erblühen.

Eckhart Tolle

Vermutlich muss ich für positive emotionale Gesundheit hier nicht erst eine Lanze brechen. Ich persönlich kenne keinen Menschen, der gänzlich *über* Gefühlskonflikten steht. Selbst der Dalai Lama ärgert sich nach eigener Aussage ab und an einmal. Jeder von uns hat zuweilen mit negativen Gefühlen zu kämpfen. Und allzu oft sind leider allzu viele von uns so davon überwältigt, dass unser Leben negativ beeinflusst wird.

Das Problem bei Gefühlen, die uns beherrschen, besteht darin, dass sie unsere verstandesmäßige Logik völlig außer Kraft setzen. Sie verbiegen und verzerren unsere Fähigkeit, klar und konkret zu denken. Häufig sind Menschen, die von negativen Gefühlen beeinflusst werden, sich dieses Problems nicht einmal bewusst. Von einem wohlmeinenden Freund darauf angesprochen, reagieren sie mit einem verständnislosen Blick, der dem Freund mehr als deutlich macht, dass man ihn für ein fremdartiges Wesen von einem anderen Stern hält, auf dem es offensichtlich kein intelligentes Leben gibt. Die Betreffenden können einfach nicht glauben, dass sie ein Problem haben, geschweige denn, dass sie selbst das Problem sind.

Es ist unwichtig, ob Sie glauben, dass *Sie* das Problem sind oder jemand anders – QE-Intention funktioniert in beiden Fällen hervorragend. Sie funktioniert ebenso gut für den wohlmeinenden Freund wie für die Person, die ein emotionales Problem hat. Warum? Weil Sie QE-Intention für sich selbst und für andere praktizieren können. Sie haben richtig gehört: Sie können QE-Intention zum Wohle anderer Menschen praktizieren und vollständig darauf vertrauen, dass nur Gutes daraus resultiert. Sie benötigen hierzu nicht einmal das Einverständnis der anderen Person, und zwar aus dem einfachen Grund, weil Sie gar nichts *tun*. Wie Sie ja wissen, ist der Prozess bereits abgeschlossen, sobald Sie eine QE-Intention denken. Ihre Intention ruht in den fürsorglichen Armen des Eu-Gefühls und wird sich nach seinem Plan entfalten, nicht nach dem ihrigen.

Das sollte mittlerweile eigentlich offensichtlich sein, aber ich erwähne es vorsichtshalber trotzdem noch einmal. Nun bin ich kein Psychologe und möchte keinesfalls den Eindruck erwecken, dass QE oder QE-Intention eine professionelle psychologische Behandlung ersetzen sollten. Beide werden allerdings von Fachleuten in der klinischen Psychologie eingesetzt, um Patienten beim Überwinden akuter psychischer Traumen und chronischer Probleme zu helfen. Viele dieser Fachleute stellen dabei begeistert fest, dass die Arbeit mit dem Eu-Gefühl das Leiden ihrer Patienten rasch lindern kann. Ich hoffe sehr, dass wir in naher Zukunft klinische Studien über die Wirksamkeit von QE im Bereich der Psychologie sponsern können. Im Moment reicht es aus, wenn Sie wissen, dass QE und QE-Intention für Laien äußerst wirkungsvolle Mittel sind, um psychische Probleme zu lindern und zu beheben, dass sie aber niemals die Betreuung durch Fachleute mit entsprechender Zulassung ersetzen sollten. Diese Aussage gilt natürlich gleichermaßen für körperliche Beschwerden jeglicher Art. Aber nun wollen wir zu unserem eigentlichen Thema zurückkehren.

Wie Sie ja bereits wissen, besteht jede Intention aus zwei Teilen: dem Objekt und der Emotion, die Sie mit dem Objekt verbinden. Wenn wir QE-Intention für emotionale Probleme praktizieren, kann es sich beim Objekt natürlich unmittelbar um ein Gefühl handeln. Aber auch die herkömmliche Trennung in Objekt und Gefühl ist möglich. Wenn Ihre Schwiegermutter beispielsweise übers Wochenende zu Besuch kommen will und sechs Monate später nicht nur immer noch da ist, sondern Ihrer Frau auch noch ständig in den Ohren liegt, was für einen Fehler sie doch beging, als sie Sie geheiratet hat, dann ist die Schwiegermutter Ihr Objekt und Sie haben bestimmte Gefühle in Bezug auf sie, wie beispielsweise Wut, Frustration, Angst, Depression, Schmerz oder Trauer. Weil es um Ihre Schwiegermutter geht, kann es sich auch gut um einen Mix aus all diesen Gefühlen handeln.

Ich habe die Intention zu Anfang in zwei Aspekte unterteilt, um die Sache besser erklären zu können. Das müssen Sie jetzt nur noch tun, wenn Sie es brauchen und es Ihnen hilft. QE-Intention erledigt ansonsten gleich alles in einem Aufwasch, ohne dass Sie etwas tun müssten. Viele Menschen spielen allerdings gerne mit Teilen Ihrer Intention, während sie auf der Wolke der Seligkeit schweben, die wir Eu-Gefühl nennen. Das kann jeder so halten, wie es ihm oder ihr am besten gefällt. Solange Sie des Eu-Gefühls gewahr sind, wird Ihre Intention bis zu dem Grad erfüllt, den die Gesetze der Natur zulassen.

Für die nachfolgende Anleitung empfehle ich Ihnen, zunächst Gefühlsprobleme auszuwählen, die eine geringe oder mäßige Intensität haben. Sobald Sie sich mit der Technik vertraut fühlen und ein wenig Erfahrung mit QE-Intention gesammelt haben, können Sie schwierigere Probleme in Angriff nehmen.

Erfahrung: QE-Intention™ für Gefühle

Suchen Sie sich einen ruhigen Ort, an dem Sie in den nächsten 5 bis 10 Minuten nicht gestört werden. Schließen Sie die Augen und erlauben Sie Ihrem Geist, dessen gewahr zu werden, was Ihnen zu schaffen macht. Lassen Sie die Situation vor Ihrem geistigen Auge entstehen, auch die dazugehörigen Gefühle, und lassen Sie diese so stark werden, wie sie real sind. Bewerten Sie die Gefühle dann auf einer Skala von 0 bis 10, wobei 10 bedeutet, dass sie absolut unerträglich sind, und 0, dass Sie sich völlig entspannt und sorgenfrei fühlen. Merken Sie sich die Zahl, bei der Sie sie einstufen, da Sie den Test nach Abschluss der Erfahrung wiederholen werden.

Praktizieren Sie 2 bis 3 Minuten lang QE und nehmen Sie das Eu-Gefühl wahr, bis Körper und Geist sich entspannt haben. Lassen Sie Ihre Gedanken zum Problem wandern und unmittelbar darauf zur Lösung. Diese beiden Schritte, also das Gewahrwerden des Problems und die Lösung, sind ein fließender Prozess. Sie denken zuerst an das eine, dann an das andere und lassen anschließend beide los, während Ihr Gewahrsein zum Eu-Gefühl zurückkehrt.

Beim Beispiel mit der Schwiegermutter könnte das so aussehen: Aus der Leichtigkeit und Fülle des Eu-Gefühls heraus nimmt Ihr Geist die Gefühle wahr, die Sie in Bezug auf Ihre Schwiegermutter haben, und ebenso die mit den Gefühlen zusammenhängende Situation. Dabei müssen Sie Ihre Gedanken nicht in irgendeiner Form lenken, denn sie werden von ganz allein zu dem Punkt gezogen, der Ihnen am meisten Probleme bereitet. Sie müssen nur so viel Zeit auf Gefühle und Situation verwenden, wie Sie benötigen, um diese zu erkennen. Das passiert innerhalb von ein bis zwei Gedanken.

Lassen Sie Ihr Gewahrsein dann ebenso mühelos zur Lösung wandern. Auch dies ist ein automatischer Prozess, also lassen Sie Ihren Gedanken einfach freien Lauf. An diesem Punkt sehen Sie womöglich, wie Ihre Schwiegermutter ihre Tasche packt, Sie umarmt und das Flugzeug nach Seattle besteigt, um sich dort bei Ihrer Schwägerin häuslich einzurichten ...

Die Lösung zeigt sich nahezu immer von selbst, ohne dass Sie sich bewusst darum bemühen müssen. Sollte der Prozess etwas zäh verlaufen, können Sie ihn ankurbeln, indem Sie ganz vorsichtig an eine Lösung denken und diese dann ins Eu-Gefühl einbetten. QE-Intention bringt immer Freude und hebt die Stimmung. Machen Sie keine lästige Pflichtübung daraus, selbst wenn es um ein ernstes Thema geht. Denken Sie daran: Sie müssen nicht alles im Detail ausmalen. Ein kleiner Impuls ist alles, was das Eu-Gefühl braucht.

´Gehen Sie 3 bis 5 Minuten lang jede Minute einmal in die QE-Intention und beenden Sie die Übung mit 3 bis 5 Minuten QE oder einfachem Gewahrsein des Eu-Gefühls. Achten Sie darauf, danach nicht gleich aufzuspringen und etwas zu tun. Nehmen Sie sich Zeit und lassen Sie die Gedanken in Vorbereitung auf den Tag schweifen. Gehen Sie zu den Gefühlen und der Situation zurück, die Sie zu Beginn der Erfahrung ausgewählt haben. Lassen Sie die Gefühle so stark werden, wie es geht, und stufen Sie sie wieder auf einer Skala von 0 bis 10 ein. Sie werden in nahezu allen Fällen feststellen, dass die Intensität Ihrer Gefühle (Angst, Wut, Trauer, Schuld oder Frust ...) erheblich nachgelassen hat.

Vergessen Sie nun – und das ist wirklich wichtig –, was Sie gerade getan haben, und gehen Sie Ihren täglichen Aufgaben nach, als wäre nichts Besonderes gewesen. Auch wenn bereits eine Menge passiert ist, geht das meiste davon hinter den Kulissen vor sich. Belassen Sie es dabei. Geben Sie den Kräften der Schöpfung Raum, ihre Aufgabe zu erledigen, während Sie einfach das tun, was sonst gerade ansteht. Glauben Sie mir: Ihr Leben wird sich durch das, was Sie soeben getan – oder genauer gesagt: *nicht* getan – haben, auf unermessliche Weise ändern. Wenn Sie Ihr Leben ständig daraufhin überprüfen, ob die Intention funktioniert, behindern Sie den Prozess eher, als dass Sie ihn fördern, denn Sie holen die Intention jedes Mal ein Stückchen weiter auf die Ebene des normalen Bewusstseins zurück und verändern sie dadurch ein wenig. Zwar können Sie damit eine QE-Intention nicht völlig außer Kraft setzen, aber die Realisierung wird womöglich verzögert. Glücklicherweise lassen sich solche Verzerrungen durch Ihre nächste QE-Intention-Sitzung wieder neutralisieren. Setzen Sie also Ihre QE-Intention und wenden Sie sich dann wieder dem ganz normalen Alltag zu. Wenn Ihr Geschenk schließlich ankommt, werden Sie überrascht sein, dankbar und vielleicht sogar vor Ehrfurcht erschauernd. Sie haben Ihr Ziel erreicht, ohne etwas dafür zu tun. Besser geht es nicht.

Bei einigen Formen sowohl der Intentionsarbeit als auch der Energieheilung wird das Erzeugen harmonischer Wellen damit verglichen, dass man einen Kieselstein in einen ruhigen Teich wirft. Von dem Punkt, an dem der Kieselstein (die Intention) auf das Wasser trifft, bewegen sich Wellen in konzentrischen Kreisen nach außen. Die Energiewellen kehren dann zu Ihnen – dem Punkt, an dem der Kiesel den Teich in Unruhe brachte – zurück und bringen Informationen darüber, wie Sie in der Welt erfolgreich sein können.

Das Praktizieren von QE-Intention hingegen lässt sich am besten mit dem Einbringen eines Sandkorns in einen Teich vergleichen. Anstatt das Wasser in Unruhe zu versetzen, wollen wir es ihm ermöglichen, weiterhin eine perfekte Widerspiegelung der Schöpfung zu sein. Von unserem Ausgangspunkt an der stillen Oberfläche des Teichs (des reinen Eu-Gefühls) aus, beobachten wir still, wie das Sandkorn in die Tiefen der unendlichen Möglichkeiten sinkt. Genauso, wie ein einzelnes in eine Auster eingebrachtes Sandkorn eine glänzende Perle hervorbringt, öffnet die perfekt in den Tiefen der Schöpfung platzierte QE-Intention unser Gewahrsein für das kostbare Juwel, das unser Leben ist, statt dass wir auf dem Kamm einer einzelnen Welle reiten, die an den Strand von Ursache und Wirkung schlägt. Wenn wir QE-Intention praktizieren, schauen wir einfach nur ruhig zu und warten, mit welch wunderbaren Schätzen das Eu-Gefühl uns überschütten wird.

Kerngedanken von Kapitel 14

- Jeder von uns hat immer wieder einmal mit negativen Gefühlen zu kämpfen.

- Gefühle verbiegen und verzerren unsere Fähigkeit, klar und konkret zu denken.

- Sie können QE-Intention für das emotionale Wohlbefinden einer anderen Person praktizieren.

- Sobald Sie an die QE-Intention gedacht haben, lassen Sie alle Erwartungen los und leben wie gewohnt weiter.

- QE-Intention ist wie das Fallenlassen eines Sandkorns in einen stillen Teich. Wir möchten keine Wellen erzeugen. Wir beobachten die Stille.

15. Chronische Erkrankungen

Leiden ist ein Zeichen dafür, dass Sie den Kontakt zur Wahrheit verloren haben. Wenn Sie leiden, dann schlafen Sie.

Anthony de Mello

Chronische Krankheiten begleiten einen Patienten über einen langen Zeitraum; sie bedürfen langfristiger Behandlung und die Heilungschancen sind meist ziemlich gering. Je älter wir werden, desto weniger ist unser System in der Lage, beschädigtes Gewebe spontan zu erneuern. Im Alter steigt daher die Zahl der chronischen Fälle, während die Heilungsrate gleichzeitig sinkt. Auch wenn chronische Erkrankungen sicherlich nicht auf ältere Menschen beschränkt sind, finden sich in dieser Altersgruppe doch die meisten Fälle etwa von Arthritis, Herzkrankheiten, Diabetes oder Krebs. Die Sterberate derer, die an chronischen Krankheiten leiden, ist hoch, und dies betrifft auch jüngere Patienten. Chronische Krankheiten stellen eine hohe Belastung für Familienmitglieder, die Gesellschaft, ja selbst für ganze Länder dar. Die größte Last trägt natürlich der Kranke selbst und er wird folglich auch am meisten von QE-Intention profitieren.

Wenn Sie selbst kein chronisches Leiden haben, aber jemand anderem helfen möchten, bei dem dies der Fall ist, dann ist die QE-Intention wie maßgeschneidert für Sie. Und so gehen Sie vor, wenn Sie einem kranken Freund, einem Familienmitglied oder auch einem völlig Fremden mittels einer QE-Intention helfen möchten.

Erfahrung: QE-Intention™ für Menschen, die an einer chronischen Krankheit leiden

Praktizieren Sie erst rund 3 bis 5 Minuten QE, bis Sie im Eu-Gefühl ruhen. Werden Sie der Person (Ihres Partners) gewahr und der Form, in der die Krankheit sie beeinträchtigt. Tun Sie so, als würden Sie die Person von der anderen Seite des Raumes aus betrachten, schlicht als Beobachter dessen, was Sie von außen sehen können.

Machen Sie sich keine Sorgen, wenn Sie dabei ein wenig emotional werden. Ihre persönliche Anteilnahme wird die Wirksamkeit von QE-Intention nicht im Geringsten mindern und sich auch auf Sie selbst heilsam auswirken. Versuchen Sie, weder ganz in das Gefühl hineinzugehen, noch es mit aller Gewalt wegzuschieben.

Wenn Sie gefühlsmäßig involviert sind, dann erkennen Sie diese Tatsache einfach an und bleiben Sie im Gewahrsein der Symptome Ihres Partners. 10 bis 15 Sekunden reichen schon aus. Dann lassen Sie alles sich im Eu-Gefühl auflösen. Achten Sie darauf, klar und aufmerksam des Eu-Gefühls gewahr zu werden. Genießen Sie seine Leichtigkeit für rund 1 Minute.

Denken Sie nun an Ihren Partner. Stellen Sie ihn sich genau wie eben mit all seinen Symptomen vor und werden Sie diesmal gewahr, dass Körper, Geist und Gefühle des Partners gänzlich mit der Seligkeit des Eu-Gefühls gefüllt, dass alle seine Gedanken und Emotionen in die Schönheit des Eu-Gefühls eingetaucht sind. Werden Sie gewahr, dass jedes Atom jedes Moleküls jeder Zelle in seinem Körper von der Harmonie und dem heilenden Ein-

fluss des Eu-Gefühls belebt ist. Beobachten Sie ganz un-
voreingenommen den Film, der vor Ihrem inneren Auge
abläuft, und nehmen Sie wahr, wie Ihr Partner reagiert.

Kehren Sie nach etwa 1 Minute zum Eu-Gefühl zurück. Wiederholen Sie diesen dreiteiligen Prozess ein
oder zwei Mal. Beobachten Sie die Symptome, werden
Sie des Eu-Gefühls gewahr und beobachten Sie, wie die
Person darauf reagiert, ganz mit Eu-Gefühl erfüllt zu
sein. Kehren Sie zum Eu-Gefühl zurück und beenden Sie
Ihre Intentionssitzung mit 5 Minuten QE.

Die Kraft und Schnelligkeit, mit der QE-Intention für chronisch Kranke wirkt, kann nur als höchst erstaunlich angesehen
werden. QE-Intention hat immer eine sofortige Wirkung. Wie
schnell sich Ergebnisse in der Symptomatik zeigen, hängt von
der Art und Schwere der Erkrankung und der Konstitution des
Kranken ab. Wenn es Ihnen möglich ist, über Messergebnisse
wie Blutzucker oder Blutdruck ein objektives Feedback einzu-
holen, werden Sie die Verbesserung gleich feststellen. Sie können Ihren Partner vor und nach der QE-Intention-Sitzung
auch sein emotionales und körperliches Befinden auf einer
Skala von 0 bis 10 einschätzen lassen. Auch hier werden Sie in
den meisten Fällen sofortige deutliche Verbesserungen erleben.

Halten Sie sich ganz genau an die oben beschriebene einfa-
che Formel. Das Ego spielt bei QE-Intention keinerlei Rolle.
Stellen Sie sich *nicht* vor, dass Ihr Partner Heilung erfahren hat
oder geheilt wurde. Das hilft ihm oder ihr nicht, denn *nicht Sie*
sind der Heiler. Auch die QE-Intention ist es übrigens nicht.
Die Heilung leitet sich von den kreativen Kräften ab, die aus der
Weisheit und dem Mitgefühl fließen, die essenzieller Teil des
Eu-Gefühls sind. Ob unser Partner geheilt wird oder nicht, liegt

nicht in unserer Hand. Wir können den Wunsch und die Intention haben, dass er oder sie gesundet, und dies sollten wir auch. Aber die unendliche Anzahl an Formen, in denen der Krankheitsprozess sich ausdrücken kann, entzieht sich dem Verständnis unseres begrenzten Verstandes. Es steht uns besser an, die Entfaltung der Naturkräfte als etwas anzusehen, was sich unserer Kontrolle entzieht. Praktizieren Sie QE-Intention und genießen Sie danach einfach das Beisammensein mit dem Partner oder fahren Sie mit Ihren Alltagstätigkeiten fort. Wenn es an der Zeit ist, wird Mutter Natur Sie sanft antippen und Ihnen einen Blick auf ihrer Hände Werk erlauben.

QE-Intention für eine chronische Krankheit zu praktizieren, die sich in Ihrem eigenen Körper oder Geist manifestiert, erfordert eine leicht veränderte Ausrichtung. Wie Sie vielleicht schon ahnen, haben Sie bei der Arbeit an sich selbst ein eigenes Interesse am Erfolg und sind daher womöglich stärker ergebnisorientiert, als dies bei der Arbeit mit anderen der Fall ist. Diese Anhaftung ist angstgesteuert und daher durch das Ego gefiltert, was die Wirksamkeit erheblich verringert. Der Trick beim Anwenden von QE-Intention für sich selbst liegt also darin, nicht ergebnisorientiert zu sein.

Nicht ergebnisorientiert zu sein ist ein Zustand, den Sie nicht willentlich erzeugen können. Das gilt für Ihre Krankheit ebenso wie für alles andere. Etwas zu versuchen bedeutet, ein Ziel anzustreben; das wiederum impliziert, dass es einen Weg dorthin gibt. Es bedeutet, dass der Punkt, an dem Sie sich jetzt befinden, nicht gut genug ist und dass Sie an einen besseren Punkt gelangen möchten. Mit anderen Worten: Sie möchten das, was ist, verändern. Wenn das Leben genau so perfekt ist, wie es ist, dann bedeutet jeder Versuch, es zu ändern, dass Sie die Wahrnehmung der gegenwärtigen Vollkommenheit leugnen.

Ich meine fast, Ihren verständnislosen Blick sehen zu können: „Natürlich möchte ich nicht dort sein, wo ich jetzt bin. Ich

bin chronisch krank. Ich möchte meine Krankheit loswerden!"
Das ist aus Ihrer Sicht als Kranker natürlich offensichtlich. Sie
sind nicht dort, wo Sie gerne wären, und Sie streben das Ziel an,
gesund zu sein. Aber genau um diesen Punkt geht es mir. Es ist
eine feine und daher umso gewaltigere Veränderung des Blickwinkels, die den Unterschied zwischen einem Leben in Fülle
und einem Leben mit Leiden ausmacht, und zwar unabhängig
davon, ob Sie lebensbedrohlich erkrankt sind oder nicht.

Wenn Sie an einer chronischen Krankheit leiden, dann ist
das Hauptproblem nicht die Krankheit selbst, sondern Ihre
Wahrnehmung der Krankheit. Wenn Sie Besitzer Ihres Körpers
und Ihres Geistes sind, dann ist, sobald einer von beiden in Gefahr ist, Ihr ureigenes Wesen bedroht. Das Ego denkt, Körper
und Geist gehörten ihm, und es wendet enorme Mengen an
Energie auf, um beide zu schützen. Das Ego glaubt, dass mit
dem Geist und dem Körper auch es selbst sterben würde. QE-
Bewusstheit jedoch geht über das Ego-Bewusstsein hinaus und
weiß, dass die Zerstörung von Körper und Geist nicht zur Zerstörung des Selbst führt. Wie wir bereits besprochen haben, ist
die Essenz des Selbst zeitlos und kann nicht zerstört werden.

Ich möchte jetzt hier nicht flapsig erscheinen, aber es ist einfach so: Körper kommen und gehen. Viele Menschen, die sehr
gelitten haben, sagen oft, dass es Schlimmeres gebe als den Tod.
Das Schlimmste, was Sie dem Leben antun können, ist, am Tod
zu hängen. In dem Moment, in dem Ihr Körper geboren wird,
beginnt er zu sterben. Wenn Sie an Ihrem Körper hängen, so
hängen Sie am Tod. Ganz gleich, wie sehr das Ego versucht, alles
am Laufen zu halten, irgendwann wird Ihr Tempel einstürzen.
Krankheit kann uns so einiges lehren. Aber am Ende gibt es nur
eine Lektion, die es zu lernen lohnt: Wir sind nicht unser Körper und wir sind nicht unser Geist. Wir sind unbegrenzte
Gnade, Freude und Liebe, verpackt in die himmlische Schale
des Eu-Gefühls. Was nützt es Ihnen, wenn Sie die Krankheit be-
siegen, aber dabei Ihre Seele verlieren? Eins steht jedenfalls f

Mit dem Alterungsprozess gehen Krankheit und Gebrechlichkeit einher. Sie können hier und da ein bisschen schummeln, aber am Ende gewinnt immer die Bank, sprich: der Tod.

Wahrscheinlich sind die USA das Land auf der Welt, dessen Kultur am stärksten jugendorientiert ist. Für mein Gefühl haben wir eine ungesunde Einstellung gegenüber dem Älterwerden, dem Sterben und dem Tod selbst. Wir Amerikaner arbeiten sehr hart, um uns nicht mit dem Ende unseres Lebens auseinandersetzen zu müssen. In vielen Kulturen werden ältere Menschen aufgrund ihrer Erfahrung und Weisheit verehrt. Sie werden im Alter beschützt und versorgt und leben bis zu ihrem Tod inmitten der Familie. In meinem Heimatland ist das leider nicht so.

Wir kämpfen darum, unser jugendliches Aussehen zu behalten, und sind zu drastischen Maßnahmen bereit, um jünger zu erscheinen, als wir sind. Noch vor ein paar Jahrzehnten waren Schönheitsoperationen eher eine Seltenheit. Heute sind sie weit verbreitet, selbst bei Teenagern. Natürlich sollten wir mit Training geistiger und körperlicher Fitness, mit gesunder Ernährung, genügend allein verbrachter Zeit und mit gesunder Interaktion im gesellschaftlichen Leben etwas für Körper und Geist tun. Aber wir sollten diese Aktivitäten nicht als Knüppel sehen, mit denen wir die scheinbaren Monster des Alterns, des Sterbens und des Todes auf Abstand halten. Den inneren Frieden, den wir so verzweifelt suchen, erreichen wir weder durch Leugnen der Angst noch durch permanente Angriffshaltung. Wir haben bereits alles, was wir benötigen, um ihn zu erreichen. Mithilfe von QE-Intention tauschen wir das Feld des Todes ein gegen die grenzenlose Freude des Lebendigseins.

Erfahrung: QE-Intention™ für eigene chronische Krankheiten (QE™-Scan für Körper und Gefühle)

Machen Sie es sich bequem und schließen Sie die Augen. Praktizieren Sie 3 bis 5 Minuten lang QE, bis Sie in der sanften Stille des Eu-Gefühls ruhen. Werden Sie nun aller Beschwerden oder Symptome gewahr, die Sie haben, selbst wenn diese nichts mit Ihrer Krankheit zu tun haben. Scannen Sie mit Ihrer Bewusstheit ganz leicht und mühelos Ihren Körper durch. Wenn Sie Anzeichen von Krankheit in Ihrem Körper wahrnehmen, lassen Sie Ihre Bewusstheit einen Moment dort verweilen, bevor Sie zum nächsten Symptom wandern. Sobald Sie Ihren Körper auf diese Weise durchgescannt haben (was nicht mehr als 1 oder 2 Minuten in Anspruch nehmen sollte), kehren Sie mit einem sanften Impuls zum Eu-Gefühl zurück.

Ruhen Sie rund 1 Minute im Eu-Gefühl und gehen Sie dann zu Ihrem Körper zurück. Achten Sie wiederum auf die verschiedenen Bereiche Ihres Körpers und die sich dort zeigenden Symptome. Nehmen Sie wahr, wenn die Symptome vielleicht gewandert sind oder sich in ihrer Intensität verstärkt oder verringert haben. Vielleicht nehmen Sie auch neue Symptome wahr, die im ersten Durchgang nicht zu spüren waren. Dies ist ein Anzeichen dafür, dass die Heilung bereits stattfindet.

Achten Sie diesmal bei jedem Symptom, dessen Sie gewahr werden – unabhängig davon, wie es aussieht oder wo es sich befindet –, darauf, ob ein Gefühl damit verbunden ist. Wenn Sie ein Gefühl wahrnehmen, dann

163

beobachten Sie es einfach ein paar Sekunden lang und wandern dann zum nächsten Symptom. Sowohl das Scannen des Körpers als auch das Scannen der Gefühle sollte jeweils nicht mehr als 1 oder 2 Minuten in Anspruch nehmen. Kehren Sie dann für etwa 1 Minute zur Ruhe und zum Frieden des Eu-Gefühls zurück.

Lenken Sie Ihre Bewusstheit nun noch einmal mühelos auf Ihren Körper und Ihre Seele sowie die damit verbundenen Gefühle. Werden Sie Ihres Körpers, der Symptome, der Gefühle und des Eu-Gefühls gleichzeitig gewahr. Erkennen Sie, dass alle Gedanken, Wahrnehmungen und Gefühle in Eu-Gefühl getaucht sind. Ihre Symptome und Gefühle sind zur gleichen Zeit da wie das Eu-Gefühl. Nehmen Sie wahr, dass jedes Atom jedes Moleküls jeder Zelle Ihres Körpers mit der Harmonie und dem heilenden Einfluss des Eu-Gefühls angefüllt ist. Steuern Sie den Prozess nicht. Lenken Sie ihn nicht auf einen bestimmten Bereich, in dem Sie Beschwerden haben. Das Eu-Gefühl erledigt dies viel schneller und effizienter als Sie. Genießen Sie es, 1 bis 2 Minuten lang nichts zu tun und alles zu sein, und kehren Sie dann für 1 oder 2 Minuten in die einladenden Arme Ihres Eu-Gefühls zurück.

Wiederholen Sie diesen dreiteiligen Prozess mindestens drei Mal oder so oft, wie Sie mögen. Achten Sie darauf, die einzelnen Phasen zu trennen: Scannen des Körpers, Scannen der Gefühle, Wahrnehmen des Eu-Gefühls und Wahrnehmen von Symptomen, Gefühlen und Eu-Gefühl zur gleichen Zeit. Schließen Sie jeden Zyklus ab, indem Sie rund 1 Minute des Eu-Gefühls gewahr sind. Zum Abschluss praktizieren Sie 3 bis 5 Minuten QE.

Wenn Sie bettlägerig sind, ruhen Sie danach vielleicht eine Weile mit geschlossenen Augen oder machen ein kleines Nickerchen. Wenn Sie krank sind, können Sie QE und QE-Intention so oft einsetzen, wie Sie mögen. Auch wenn weder QE noch QE-Intention Heilmethoden sind, erzeugt das Eu-Gefühl eine enorme harmonische Heilenergie, die Ihren Körper und Geist durchflutet und es beiden ermöglichen wird, wesentlich schneller zu heilen.

Sie werden bemerkt haben, dass wir zu keinem Zeitpunkt des QE-Intention-Prozesses Energie irgendwohin lenken. Wir stellen uns auch nicht vor, dass Heilung stattfindet, oder versuchen den Prozess in irgendeiner Weise zu steuern. Sie werden einfach nur aufgefordert, Ihre Bewusstheit von *einer* Wahrnehmung der bedingten Realität auf die *nächste* zu verlagern. Die einzige Anstrengung, die mit QE-Intention verbunden ist, liegt also im nahezu mühelosen Impuls, gewahr zu werden. Und genau darin liegen die Kraft und die erstaunliche Wirksamkeit von QE-Intention.

Während ich dies schreibe, erholt sich ein guter Freund von mir gerade von einem Krebsleiden. Er ist Anfang 50, führt ein gesundes und aktives Leben und ist ein sehr liebevoller Mensch. Als er vor Kurzem gemeinsam mit einem Freund über einen See in den österreichischen Alpen segelte, verspürte er plötzlich „grippeähnliche Symptome". Sein Zustand verschlechterte sich rapide und er wurde vor Ort ins Krankenhaus eingeliefert. Bei den dort durchgeführten Tests fand man einen 10 Zentimeter großen bösartigen Tumor in der Lunge, das Resultat eines hochaggressiven Lymphoms im vierten Stadium. Man riet ihm dringend, in die USA zurückzukehren und sich dort behandeln zu lassen.

Zu dieser Zeit hielt ich gerade einen Workshop in Deutschland ab und Jeffrey kam vorbei, um mich zu unterstützen. Als ich ihn fragte, warum er sich nicht auf dem schnellsten Weg nach Hause begab, sagte er: „Was könnte wohl heilsamer für mich sein, als bei dir und Hunderten von Leuten zu sein, die QE lernen?" Sobald der Workshop zu Ende war, setzte er sich ins Flugzeug nach Hause und begann seine Behandlung.

Jeffrey kam in eine Klinik, in der seine Schwester als Krankenschwester arbeitet. Die Tragweite seiner Krankheit wurde erst mehrere Tage nach seiner Einlieferung deutlich. Der Krebs hatte im gesamten Körper Metastasen gebildet, auch im Gehirn. Sobald er im Krankenhaus lag, gab er sich komplett in die Hände der Ärzte und befolgte all ihre Anweisungen. Er verbrachte die gesamte Zeit, in der er bei Bewusstsein war, damit, wie ein Kind mit dem Eu-Gefühl zu spielen. Am Anfang zeigten sich die Krankenschwestern erstaunt über seine Einstellung und die Tatsache, dass er der Krankheit, die so verheerend in seinem Körper wütete, keinerlei Beachtung schenkte.

Die Tage vergingen und sie staunten noch mehr, als sie sahen, wie schnell er heilte. Sie begannen, ihm Namen wie „Sonnenschein" und „Wundermann" zu geben. Trotz aller Schmerzen, trotz der betäubenden Wirkung der Medikamente auf seinen Körper und Geist und obwohl sein Körper vor seinen Augen dahinsiechte, blieb Jeffrey in der Bewusstheit des Eu-Gefühls. Er badete sein Bewusstsein in dem Mitgefühl und der Demut des Eu-Gefühls und verjüngte und belebte Körper und Seele mit QE-Intention. Er tat dies ohne jede Erwartung. Sein Motto lautete: „Zuerst kommt das Eu-Gefühl, dann kommt alles andere."

Ich schreibe diese Zeilen rund zwei Monate nach dem Zeitpunkt, als Jeffrey seine Diagnose erhielt. Er wurde mittlerweile aus dem Krankenhaus entlassen, wird weiter behandelt und ist noch nicht über den Berg. Aktuelle Tests (darunter eine Spinalpunktion, Blutuntersuchungen und Kernspins) zeigen aber keinerlei Anzeichen mehr für die Existenz des Lymphoms.

Wir hören öfter (wenngleich längst nicht oft genug) von Menschen, die entgegen allen Erwartungen schwere und lebensbedrohliche Krankheiten überwinden. Das ist jedoch nicht der Grund, weshalb ich Ihnen diese Geschichte erzähle. Jeffreys Körper und Geist können immer noch dem Krebs erliegen. Ob dies geschieht oder nicht – die Essenz Jeffreys, sein wahres Wesen, wird ihm nicht erliegen. Der Kampf um ewiges Leben ist bereits gewonnen. Jeffrey hat die egogesteuerte, angstgetriebene Vorstellung, dass er, um zu überleben und frei von Leiden zu sein, sich selbst und seine Umwelt kontrollieren müsse, hinter sich gelassen. Er hat bewiesen, dass es nichts zu tun gibt. Freiheit vom Leiden entspringt der Bewusstheit des Eu-Gefühls und das können Sie nur hier und jetzt erfahren.

Ich möchte an dieser Stelle gerne ein paar Beobachtungen mit Ihnen teilen, die Jeffrey während seines Krankenhausaufenthalts niedergeschrieben hat. Ich denke, sie werden Ihnen einen tieferen Einblick darin erlauben, wie er die Welt sieht, und einen wohltuenden, wenn nicht gar heilsamen Effekt haben.

Jeffreys Erkenntnisse

- Krankheit hat eine ausgesprochen reinigende Wirkung.
- Von der Welt abgeschnitten zu sein ist gar nicht so schlimm.
- Du bist nie allein ..., ein paar Dinge sind immer bei dir: die „Three Stooges" [amerikanische Komikertruppe, die insbesondere für ihre Kurzfilme mit Slapstickeinlagen bekannt war; Anm. d. Übers.], ... ich, ich und ich [im Original: *me, myself and I*] ... und natürlich das Eu-Gefühl.
- Menschen mögen es sehr, wenn man sich bei ihnen bedankt, sie wertschätzt und liebt.
- Die meiste Zeit über macht Heilung Spaß.

- Gutes Gift (Chemotherapie) ist zuweilen schwer zu nehmen und zu ertragen.
- Der Körper, von dem ich so sehr abhängig bin, ist die Hülle meiner Seele.
- Auch wenn mein Körper zerfällt, spürt meine Seele keinen Schmerz. Sie empfindet lediglich Kummer wegen meines leidenden Körpers. Das Eu-Gefühl ist der Ruheplatz für diesen Kummer.
- Ein Spiegel kann ein Furcht einflößender Gegenstand sein und die Dinge mit äußerster Brutalität zeigen. Wie gut, dass mein Herz lächelt.
- Die Person, die den Spruch „Kahl ist schön" erfunden hat, muss eine Chemotherapie gemacht haben.
- Eiscreme ist gut!
- Die Krankenschwestern kennen alle Ärzte und wissen, wer gut ist. Seid immer nett zu den Schwestern!
- Wie eine Marionette an den Fäden verschiedener Medikamente zu hängen, macht es interessant, das Leben zu beobachten, auch wenn es dadurch wesentlich schwerer zu manövrieren ist.
- Als Beifahrer im Auto zu sitzen, wenn man es gewohnt ist, der Fahrer zu sein, ist eine gute Übung darin, die Kontrolle abzugeben, ... wenn man es oft genug bei schlechten Fahrern macht.
- Das Ego kann dich nicht so sehr beschützen, wie du denkst. Eu-Gefühl, Vertrauen, Hingabe und Liebe können dich retten.
- Wir brauchen keinen Schutz vor der Angst, sondern vielmehr vor Leuten, die Angst haben.

Kerngedanken von Kapitel 15

- Die Kraft und die Geschwindigkeit, mit der QE-Intention chronisch kranken Menschen hilft, sind bemerkenswert. Wie schnell es geht, das hängt von Art und Schwere der Erkrankung sowie vom Allgemeinzustand des Kranken ab.

- Weder Sie noch die QE-Intention-Technik heilen. Die Heilung entsteht aus dem Eu-Gefühl.

- Ob unser Partner geheilt wird oder nicht, das liegt nicht in unserer Hand.

- Bei QE-Intention für eigene chronische Krankheiten dreht sich alles darum, nicht am Ergebnis zu hängen.

- Ihre Krankheit ist genau so, wie sie ist, perfekt. Wenn Sie das leugnen, dann leugnen Sie auch die Vollkommenheit der Gegenwart.

- Den größten Anteil an Ihrem Leiden hat nicht die Krankheit selbst, sondern Ihre *Wahrnehmung* der Krankheit.

- Das Schlimmste, was Sie dem Leben antun können, ist, am Tod zu hängen.

- Mithilfe von QE-Intention tauschen wir das Feld des Todes ein gegen die grenzenlose Freude des Lebendigseins.

- Zu keinem Zeitpunkt des QE-Intention-Prozesses lenken wir Energie irgendwohin.

- Die Freiheit von Leiden entspringt der Bewusstheit des Eu-Gefühls.

16. Materieller Reichtum

Am reichsten ist, wer mit dem Geringsten zufrieden ist, denn Zufriedenheit ist der Reichtum der Natur.

Sokrates

Wenn Sie einmal in Ruhe darüber nachdenken, werden Sie feststellen, dass wir Menschen eigentlich nicht viel benötigen, um zu überleben, und nur wenig mehr, um uns das Leben angenehm zu machen. Aber wie viel Reichtum brauchen wir, um *glücklich* zu sein? Um diese Frage beantworten zu können, muss man sich eine weitere stellen, und zwar: „Wie leer fühlt sich mein Ego?" Ob wir Glück empfinden, hängt immer davon ab, was wir als Vergleichsmaßstab zu unserer Situation heranziehen. Aktuell sind Sie vielleicht froh, einen Job gefunden zu haben, und nehmen gerne in Kauf, dass Sie mit dem Fahrrad zur Arbeit strampeln müssen. Nach ein paar Jahren, in denen es finanziell stetig bergauf geht, langweilen Sie sich womöglich, wenn Sie mit Ihrem Mercedes zur Arbeit fahren ...

Während das Glück immer von bedingten Umständen abhängt, entspringt das Bedürfnis, glücklich zu sein, stets einer einzigen Quelle – dem Bedürfnis des Ego nach Erfüllung, nach der Wiedervereinigung mit dem Eu-Gefühl. Das Streben nach materiellem Reichtum, im *normalen* Bewusstsein angesiedelt, ist der äußere Ausdruck der inneren Suche des Ego nach Vollständigkeit. Wenn Sie in QE-Gewahrsein ruhen, streben Sie weder Reichtum an, noch hängt Ihr Glück in irgendeiner Weise davon ab. Dennoch, oder vielleicht gerade deshalb, fließt denen, die im Einklang mit dem Ausdruck des Eu-Gefühls leben, häufig großer Reichtum zu.

Wenn Sie des Eu-Gefühls gewahr sind, verspüren Sie kein Bedürfnis nach Glück, denn Sie befinden sich bereits im Frieden mit der Welt. Natürlich werden Sie trotzdem Dinge tun, die Sie glücklich machen, aber Sie benötigen dieses Glück nicht, um Fülle zu verspüren. Glück ist weder die Motivation noch das Ziel. Alle, die in QE-Gewahrsein leben und keinen materiellen Reichtum ansammeln, benötigen diesen nicht. Nichtsdestotrotz ist unsere Welt eine Welt der Fülle und es macht durchaus Spaß, an dieser Fülle teilzuhaben. Wenn wir nun als Folge des Eu-Gefühls ein Geschenk erhalten, ist dies für uns immer mit Dankbarkeit und Ehrfurcht verbunden. Wir haben dann förmlich das Gefühl, dass hinter den Kulissen ein augenzwinkernder Schelm am Werk ist. Geschenke dieser Art müssen nicht verdient werden, sondern kommen durch die reine Freude des Gebens zu Ihnen. Weil Sie den Geber kennen, hängen Sie nicht an dem Geschenk und können es ebenso leicht behalten wie an jemand anderen weitergeben.

Die wichtigste Regel zum Ansammeln inneren oder äußeren Reichtums lautet: „Die Bewusstheit des Eu-Gefühls kommt vor allem anderen." Sobald Sie diesen ersten Schritt tun, halten Sie bereits den größten Schatz in Händen, den ein Mensch finden kann: Selbst-Bewusstheit. Wenn Sie sicher im Selbst verankert sind, ehren und unterstützen alle Ihre Handlungen Ihr Selbst. Von da an ist die Welt Ihr Spielplatz. QE-Intention für Fülle hebt die Angst und Verzweiflung auf, die viele Menschen verspüren, wenn sie sich etwas sehnlich wünschen. Und vor allem macht sie Spaß! Denn QE-Intention ist immer mit einem Gefühl spielerischer Distanz verbunden.

Bei QE-Intention für mehr Reichtum geht es um zwei Ebenen: zum einen um das Stillen der Gefühle, die mit dem Wunsch verbunden sind, und zum anderen um das Manifestieren des materiellen Zustands. Glücklicherweise lösen sich dank QE die mit dem Thema oder der Situation verbundenen Gefühle schnell in vollkommene Stille auf. Im Ozean der Geldsorgen tummeln sich viele verschiedene „Gefühlshaie". Sie mögen sie als Angst oder Furcht, Frustration, Wut oder Verzweiflung identifizieren. Schon wenige Minuten, nachdem Sie QE-Intention praktiziert haben, schwinden diese Emotionen und ihr negativer Einfluss dahin. Befreit vom Gefühlsdruck können Sie sich entspannt zurücklehnen und darauf warten, dass Ihr Wunsch erfüllt wird.

Erfahrung: QE-Intention™ für materiellen Reichtum

Suchen Sie sich einen bequemen Sitzplatz, an dem Sie in den nächsten 15 Minuten nicht gestört werden. Schließen Sie die Augen und praktizieren Sie 3 bis 5 Minuten lang QE, bis Sie der stillen Gegenwart des Eu-Gefühls gewahr werden.

Lassen Sie Ihre Gedanken zu Ihrem Wunsch nach mehr Reichtum wandern. Beobachten Sie 5 bis 10 Sekunden lang, welche Gedanken Ihnen zu diesem Wunsch, der Erfüllung Ihres Verlangens, in den Sinn kommen. Wenn Sie mit der Erfüllung des Wunsches nach mehr Reichtum negative Gefühle verbinden, dann identifizieren Sie diese. Lassen Sie sie in Ihren Gedanken stark und lebhaft werden, und wenn sie ihre maximale Intensität erreicht haben, bestimmen Sie den Grad auf einer Skala von 0 bis 10, wobei 10 bedeutet, dass das Gefühl unerträglich ist.

Lassen Sie Ihren Geist dann einfach wieder ins Eu-Gefühl zurückgleiten. Nach 1 Minute etwa geben Sie den Impuls, wieder zu Ihrem Wunsch nach mehr Reichtum zurückzukehren. Lassen Sie etwa 1 Minute lang einen Film über das ablaufen, was Sie möchten. Möglicherweise zeigt Ihnen Ihr Verstand automatisch, wie es ist, wenn Sie das Gewünschte erreicht haben. Wenn ja, dann schauen Sie den Film weiterhin an und achten darauf, die Handlung nicht zu beeinflussen. Das Eu-Gefühl organisiert die Dinge neu und räumt alle Hindernisse aus dem Weg, die der vollständigen Erfüllung Ihres Wunsches im Wege stehen. Kehren Sie nach etwa 1 Minute zum Eu-Gefühl zurück.

Kehren Sie noch weitere drei bis fünf Mal zu Ihrem Wunsch zurück und achten Sie darauf, dazwischen jedes Mal rund 1 Minute lang im Eu-Gefühl zu ruhen. Wenn Sie zu Beginn negative Gefühle verspürt und den Einstufungstest gemacht haben, können Sie diesen nun wiederholen. Gehen Sie genau wie zu Beginn der Übung vor und stufen Sie die Intensität des Gefühls auf der Skala von 0 bis 10 ein. Selbst in den schwierigsten Fällen werden Sie sofort eine erhebliche Minderung der negativen Gefühle bemerken.

In vielen Fällen sind die negativen *Gefühle*, die mit finanziellen Problemen verbunden sind, schwerwiegender als das Problem selbst. Schon das Beseitigen dieser kräftezehrenden Gefühle allein wäre ein Ergebnis, das den Preis dieses Buches mehr als wert ist. Achten Sie darauf, sich ausreichend Zeit für den Übergang vom ruhigen zum aktiven Zustand zu nehmen. Öffnen und schließen Sie Ihre Augen mehrmals und recken und strecken Sie sich genüsslich, bevor Sie wieder aufstehen.

Was Sie jetzt noch tun müssen, um Ihren Wunsch nach größerem Reichtum wahr werden zu lassen? Gar nichts! Das ist wahrscheinlich der schwierigste Teil für den Verstand, der vom normalen Bewusstsein gesteuert wird. Er wird das Gefühl haben, etwas *tun* zu müssen, damit die Sache funktioniert. Wenn dies bei Ihnen der Fall ist, machen Sie QE und wechseln Sie vom normalen Bewusstsein zum QE-Gewahrsein. In der QE-Bewusstheit verspüren Sie kein Bedürfnis mehr, etwas zu tun oder ständig zu überprüfen, ob die Dinge sich in die richtige Richtung entwickeln. Sie werden endlose Geduld haben und diese Geduld wird belohnt werden.

Die gesamte Organisation wird auf der feinsten und machtvollsten Ebene der Schöpfung übernommen. Und da ist Ihre Hilfe nicht wirklich vonnöten. Das heißt jedoch nicht, dass Sie dasitzen und Däumchen drehen sollten. Seien Sie vielmehr offen für Möglichkeiten, die sich zeigen. Bringen Sie ein bisschen Bewegung in die Sache. Stellen Sie sich das Ganze vor wie eine Ostereiersuche, bei der Mutter Natur eine nahezu grenzenlose Anzahl an Eiern für Sie versteckt hat, die Sie nur zu finden brauchen. Betrachten Sie jede Interaktion, Person oder Situation in Ihrem Leben wie einen Busch oder Stein, hinter dem ein Osterei versteckt sein könnte. Gehen Sie ganz locker und mit Spaß an die Suche heran. Und führen Sie weiterhin zwei oder drei Mal am Tag eine QE-Intention-Sitzung durch. Fröhliches Ostereiersuchen!

Der beste Weg, etwas zu bekommen, ist der, zu geben. Auch wenn Sie selbst am Rande des Existenzminimums herumkrebsen, werden Sie eine sofortige Inspiration erhalten, wenn Sie QE-Intention praktizieren, um andere beim Erlangen materiellen Reichtums zu unterstützen. Und so gehen Sie dabei vor:

Erfahrung: Andere beim Erlangen materiellen Reichtums unterstützen

Suchen Sie sich einen bequemen Sitzplatz, an dem Sie in den nächsten 5 bis 10 Minuten nicht gestört werden. Schließen Sie die Augen und praktizieren Sie 3 bis 5 Minuten lang QE, bis Sie der stillen Gegenwart des Eu-Gefühls gewahr werden.

Lassen Sie Ihre Gedanken zu Ihrem Partner wandern, zu der Person, der Sie helfen möchten. Denken Sie 5 bis 10 Sekunden ganz ruhig daran, wie Sie das Problem der Person sehen. Wenn sie leidet, bestimmen Sie die aus Ihrer Sicht damit verbundenen negativen Gefühle.

Lassen Sie Ihr Gewahrsein nun sanft von diesen Gedanken zum Eu-Gefühl gleiten. Genießen Sie etwa 1 Minute lang die Fülle des Eu-Gefühls und kehren Sie anschließend mit Ihren Gedanken zum Partner zurück.

Während Ihr Gedankenfilm abläuft, beobachten Sie Ihren Partner und schauen, ob er seiner Gefühle und seiner Körperhaltung stärker gewahr wird. Werden Sie gleichzeitig, ganz gleich, wie die Person reagiert, während des ruhigen Beobachtens des Eu-Gefühls gewahr. Bleiben Sie dann wie eine Katze, die das Mauseloch beobachtet, des Körpers Ihres Partner, seiner Gefühle und des Eu-Gefühls gewahr. Die Stille, Ruhe oder Glückseligkeit, die Sie verspüren, ist auch in Ihrem Partner lebendig. Beobachten Sie das Eu-Gefühl im Partner für etwa 1 Minute und kehren Sie dann zum Wahrnehmen des Eu-Gefühls in Ihnen selbst zurück.

> Wechseln Sie drei bis fünf Mal zwischen Ihrer Wahrnehmung der Person und dem Eu-Gefühl hin und her, bevor Sie die QE-Intention-Sitzung beenden.

Sie müssen nicht vor Ihrem inneren Auge sehen, wie sich der Wunsch des Partners erfüllt. Wenn Sie QE-Intention für einen Partner machen, dann ist größere materielle Fülle automatisch darin eingebunden. Sie stellen lediglich das Fundament bereit, auf dem dies geschehen kann, die Ausführung ist nicht Ihre Sache. Wenn Sie QE-Intention für den materiellen Reichtum einer anderen Person praktizieren, werden Sie eine große innere Zufriedenheit verspüren und Ihre eigenen Bemühungen, Wohlstand zu erzielen, werden ebenfalls gefördert. Machen Sie es sich zur Gewohnheit, jeden Tag ein oder zwei Freunde zu unterstützen. Sie werden von den Ergebnissen für Ihr eigenes Leben absolut begeistert sein.

Kerngedanken von Kapitel 16

- Ob Sie Glück empfinden, hängt davon ab, was Sie als Vergleichsmaßstab zu Ihrer Situation heranziehen.

- Wenn Sie des Eu-Gefühls gewahr sind, verspüren Sie kein Bedürfnis, glücklich zu sein.

- QE-Intention setzt bei beiden Aspekten des Erreichens materiellen Reichtums an: bei der finanziellen Situation und bei den damit verbundenen negativen Gefühlen.

- Halten Sie nach dem Praktizieren von QE-Intention nach Möglichkeiten zum Erfüllen Ihres Wunsches Ausschau.

- QE-Intention für den materiellen Reichtum einer anderen Person hilft auch Ihnen selbst.

17. Probleme lösen

Man muss nach einfachen Lösungen suchen.

Anton Tschechow

In der Natur gibt es keine Probleme. Probleme sind stets von Menschenhand gemacht und entspringen unserem menschlichen Bedürfnis, unserem Umfeld eine bestimmte Ordnung aufzudrücken. Für den menschlichen Verstand ist eine „geordnete" Umgebung eine solche, die er selbst unter Kontrolle hat. Ordnung ist jedoch relativ. Der Grad der Unordnung hängt ganz vom Blickwinkel des Betrachters ab und dieser Blickwinkel wiederum davon, auf welche Weise eine Person Harmonie wahrnimmt. Wenn Sie Ihre Welt als eine Ansammlung von Gedanken und Dingen wahrnehmen, von denen einige zueinander in Bezug stehen und andere nicht, dann genießen Sie die Verwirrung des normalen Bewusstseins. Haben Sie andererseits das Gefühl, dass alles genau so richtig ist, wie es ist, dann ruhen Sie in QE-Gewahrsein.

Auf seiner grundlegenden Ebene besteht das Eu-Gefühl nur aus *einem* „Teil". Noch harmonischer geht es nicht. Sie können nicht mit sich selbst uneins sein. Für das Phänomen der Disharmonie oder des Konflikts bedarf es schon *zweier* Parteien oder Personen. Sobald das Eu-Gefühl allerdings in die unzähligen Bruchstücke der Schöpfung zersplittert, kann der menschliche Verstand die vielen einzelnen Teile nicht mehr im Auge behalten und weiterverfolgen. Ursache und Wirkung entziehen sich bis auf einen sehr begrenzten Teil komplett dem Verständnis. Wir bemühen uns, aber wir sind einfach nicht in der Lage, alles zu wissen. Hier schlägt die Geburtsstunde des *Problems*, oder vielleicht sollte ich besser sagen: der Illusion der Disharmonie, die wir „Problem" nennen.

Wir können unmöglich wissen, welche Folgen ein einzelner Gedanke oder eine einzelne Handlung haben kann, aber dennoch versuchen wir es. An diesem Punkt ist Loslassen angesagt. Und damit meine ich nicht, sich bewusst zu sagen: „Okay, Frank, atme tief durch und lass los." Das wird nicht funktionieren, denn selbst ein bewusstes Bemühen ist immer noch ein Bemühen. Es geht also weniger um bewusstes Loslassen als um Akzeptieren dessen, was ist. Wir können nicht akzeptieren (oder glauben, dass alles in Ordnung sein wird), wenn wir sehen, dass unsere Handlungen stets am Ziel vorbeigehen. Wir können versuchen, uns vorzumachen, dass wir alles im Griff hätten, aber damit ersetzen wir lediglich eine Illusion durch die nächste. Einen solchen Glauben aufrechtzuerhalten kostet eine Menge Zeit und Energie.

Akzeptanz hingegen entspringt ganz natürlich dem Wissen, dass Ihr unbegrenztes inneres Selbst alles unter Kontrolle hat. Dieses *Wissen* hat nichts mit Verstehen zu tun, sondern mit einer tiefen Intuition, die alles durchdringt. Die Erkenntnis erwächst ganz automatisch aus der Freude, Seligkeit und Liebe, die Sie ebenso wie das Eu-Gefühl verkörpern. Die Wurzel aller Probleme liegt in der ego- und angstbestimmten Wahrnehmung der Welt über das normale Bewusstsein. Und wissen Sie was? Sie können das normale Bewusstsein nicht mit dem normalen Bewusstsein verändern. Das wäre, als wollten Sie ein defektes Teil im Motor durch ein anderes defektes Teil ersetzen. Der Motor mag auf andere Art reagieren, aber er ist immer noch defekt. Zum Glück lässt sich das normale Bewusstsein leicht „reparieren". Und Sie wissen auch schon wie: mit QE.

Damit hätten wir also das *grundlegende* Problem der Problemlösung gelöst. Aber wie gehen wir daran, *spezifische* Rätsel zu lösen, die Fragen, die sich uns jeden Tag stellen? Wo nehmen wir die Zeit für einen Urlaub her, wenn wir schon alle unsere

Urlaubstage verbraucht haben? Wie befördern wir drei Kinder gleichzeitig zu drei unterschiedlichen Aktivitäten an drei unterschiedlichen Orten? Wie beenden wir eine Beziehung und richten dabei so wenig Schaden wie möglich an? Nun, auch das wissen Sie schon: mit QE-Intention, allerdings in leicht abgewandelter Form.

Erfahrung: Mit QE-Intention™ Probleme lösen

Suchen Sie sich einen bequemen Sitzplatz, an dem Sie in den nächsten 5 bis 10 Minuten nicht gestört werden. Schließen Sie die Augen und praktizieren Sie 3 bis 5 Minuten lang QE, bis Sie der stillen Gegenwart des Eu-Gefühls gewahr werden.

Lassen Sie die Gedanken sanft zu Ihrem Problem wandern. Nehmen Sie sich die Zeit, jeden einzelnen Aspekt zu betrachten. Versuchen Sie nicht, das Problem zu lösen. Das ist sehr wichtig. Werden Sie einfach nur zum perfekten Beobachter des Problems, so, wie Ihr Verstand es Ihnen präsentiert. Beobachten Sie ruhig alle Gefühle, die mit dem Problem verbunden sind, und schauen Sie mit aufmerksamem Desinteresse zu, wie sie kleiner werden und verschwinden. Lassen Sie die Gedanken weitere 1 bis 3 Minuten über die verschiedenen Aspekte des Problems wandern und werden Sie dann wieder des Eu-Gefühls gewahr.

Nach rund 1 Minute im Eu-Gefühl kehren Sie zurück, um die mentalen Fäden Ihres Problemfilms wieder aufzunehmen. Lassen Sie zu, dass sich die Gedanken zu Ihrem Problem entfalten, und schauen Sie interessiert zu. Lassen Sie sich dabei Zeit und suchen Sie nicht nach einer Lösung. Seien Sie einfach nur des Films gewahr, der auf der Leinwand Ihrer Gedanken abläuft. Machen Sie dies 1 bis 3 Minuten lang und kehren Sie dann für etwa 1 Minute ins Eu-Gefühl zurück.

Wiederholen Sie diesen Zyklus drei bis fünf Mal. Wenn Sie fertig sind, öffnen Sie die Augen und kommen langsam wieder in der Gegenwart an. Wenn Sie die Zeit dazu haben, bleiben Sie noch eine Weile sitzen und erlauben Sie sich, in den Tag hineinzuträumen, solange es Ihnen Spaß macht.

Lösungen erscheinen meist ganz von allein, wenn man nicht nach ihnen sucht. Sie werden feststellen, dass die Antwort Ihnen kurz vor dem Einschlafen einfällt oder als Erstes morgens nach dem Aufwachen. Vielleicht kommt sie Ihnen auch irgendwann sonst am Tag plötzlich in den Sinn, meist in Phasen geringer Konzentration, beispielsweise beim Geschirrspülen oder während einer Autofahrt. Geben Sie sich selbst Raum und setzen Sie sich nicht unter Druck. Sie können problemlos mehrere QE-Intention-Sitzungen am Tag durchführen. Am besten eignen sich hierfür der frühe Morgen oder die Zeit kurz vor dem Schlafengehen, aber auch zu anderen Zeiten funktioniert die Technik.

Kerngedanken von Kapitel 17

- Die Natur kennt keine Probleme. Alle Probleme sind von Menschen geschaffen.

- Im Grunde genommen sind Probleme eine Einbildung.

- Sie können nicht mit Anstrengung das Ziel erreichen, unangestrengt zu sein.

- Sie können das normale Bewusstsein nicht mithilfe des normalen Bewusstseins verändern.

- Um das normale Bewusstsein zu verändern, erweitern Sie es zu QE-Gewahrsein.

- Lösungen erscheinen meist von ganz allein, wenn man nicht nach ihnen sucht.

18. Wie Sie zu einer besseren Welt beitragen können

Um die Zukunft zu erfinden, muss man die Kontrolle aufgeben.

George Land

Die folgenden Zeilen schreibe ich am Schreibtisch eines Hauses, das in einem grünen, von der Sonne durchfluteten Tal am Rande des Schwarzwalds liegt, in Kirchzarten bei Freiburg (Deutschland). Dieses Haus erscheint mir wie ein Wunder. Es wurde vor rund 250 Jahren erbaut, also etwa zu der Zeit, als meine amerikanischen Vorfahren im Hafen von Boston die größte Teeparty aller Zeiten veranstalteten und durch die Nacht ritten, um die Nachricht von der Ankunft unwillkommener Gäste zu verbreiten. Nach heutigem Standard eher klein, wird das zweistöckige Haus damals in dieser idyllischen bäuerlichen Gemeinschaft Anlass zu erheblichem Stolz gegeben haben.

Das Auffälligste für mich ist die Höhe der Decken und Türen. Ich bin nun wirklich kein Riese und dennoch muss ich mich jedes Mal – wenn schon nicht aus Demut, so doch aus Vorsicht – bücken, wenn ich von einem Zimmer ins nächste gehe. In den Räumen selbst empfiehlt es sich, auf die niedrigen Deckenbalken zu achten, die den Kopf eines weniger vorsichtigen Gastes wohl schmerzhaft mit den Splittern einer vor zweieinhalb Jahrhunderten gefällten Eiche krönen würden.

Heute Morgen saß ich in einem Kirchzartener Straßencafé, trank Cappuccino aus einer weißen Porzellantasse und staunte über die heutigen, eher groß gewachsenen Deutschen. Meinen

Beobachtungen zufolge überragt mich ein „durchschnittlicher" Deutscher um einige Zentimeter und ist somit erheblich größer als seine eher „hobbitähnlichen" Vorfahren.

Als ich da so saß, kam mir die Frage in den Sinn, ob es damals wohl schon Cappuccino gegeben hat. In Gedanken wanderte ich durch die Straßen des alten Kirchzarten und sah eine ruhigere, weniger hektische und persönlicher geprägte Zeit. Sicherlich geprägt von harter körperlicher Arbeit, aber dafür weniger anstrengend für den Geist. Mit weniger Chaos und Hektik und mehr Raum dafür, dass die Gedanken sich setzen konnten, bevor sie weiterzogen – eher einem Schmetterling vergleichbar als einer Gewehrkugel.

Nach heutigen Maßstäben ist Kirchzarten ein ruhiger, aber moderner Ort mit relativ sauberem Wasser und klarer Luft. Ein guter Platz, um sich von den wuchernden Trieben des Fortschritts zu erholen, die wir New York, Tokio oder Frankfurt nennen. Dennoch ist auch Kirchzarten nur im relativen Sinne ein *ruhender Pol*. Würde der Erbauer des alten Hauses plötzlich in das heutige Kirchzarten katapultiert, wären seine Sinne völlig überfordert: durch den Lärm und Gestank vorbeifahrender Autos, durch Menschen in schreiend bunter und enger Kleidung, zu Fuß oder auf Fahrrädern, durch Neonschilder, Automaten und tätowierte Jugendliche, die Textmitteilungen mit einer Technologie versenden, die noch vor 50 Jahren utopisch erschien. Können Sie sich vorstellen, wie es ihm erst erginge, wenn er über eine Großstadt fliegend die Massen an Fahrzeugen auf den Straßen und die Flut an Menschen sähe, die Gebäuden entströmen, die hundert Mal höher sind als sein kleines Haus? Würde er das alles als Fortschritt begreifen?

Ich begann darüber nachzusinnen, wie der menschliche Geist, ein von der Natur geborenes und liebevoll aufgezogenes Kind, sich so von seiner Mutter entfremden konnte. Selbst vor hundert Jahren waren Mensch und Natur noch Freunde. Ich kann mir kaum vorstellen, dass unsere Vorfahren davon träumten, ein Leben in Lichtgeschwindigkeit zu führen und durch sinnloses Multitasking den Planeten bis zum Punkt der Vernichtung zu verschmutzen.

In jeder Gemeinschaft gibt es ein paar wenige Menschen, die sich durch außergewöhnliche innere Harmonie auszeichnen. Sie sind nicht immer eindeutig zu erkennen, manchmal unterscheiden sie sich kaum von uns anderen. Abraham Maslow, ein Psychologe des 20. Jahrhunderts, bezeichnete sie in seiner „Theorie Z" als *Transcender*. Was diese Menschen so besonders macht, ist, dass sie nicht mit sich selbst in Konflikt stehen. Sie haben die äußere chaotische Welt bewusst mit einer inneren Kohärenz integriert, die sich in Form von Harmonie und Freude im täglichen Leben widerspiegelt.

Laut Maslows Beschreibung leben *Transcender* in Ehrfurcht vor der Schönheit selbst der einfachsten Dinge. Sie sehen das Heilige im Alltäglichen. Wahrheit, Schönheit und Gerechtigkeit sind ihre inneren Motivationsfaktoren, nicht die Angst, die Gier und der Zwang, andere zu manipulieren, die heute so weit verbreitet sind. *Transcender* erkennen in ihrem Inneren eine Art von Einssein und drücken dies in ihrem täglichen Leben aus. Sie leben ganz von selbst im Eu-Gefühl, ihre Bewusstheit ist rein und geordnet.

Transcender sehen die Welt mit neuen Augen und sind innovativ, indem sie altbekannten Problemen mit neuen Ansätzen begegnen. Jeder von ihnen könnte sich hinsetzen und innerhalb von 15 Minuten eine praktikable Lösung für den Unfrieden in der Welt finden. *Transcender* sehen das Gesamtbild und helfen anderen dabei, die Einzelteile dort zu platzieren, wo sie am dringendsten benötigt werden. Kurzum: *Transcender* sind die Hoffnung der Menschheit, die Fackelträger, die den Weg zu innerer und äußerer Harmonie erleuchten.

Wenn diese Menschen, diese Fackelträger, die Retter der Menschheit sind, warum tun sie dann nicht ihren Job? Warum versinken wir immer noch im Meer der Trennung? Nun, die

Rettung der Welt ist nichts, was man mal eben so nebenbei erledigt. Tatsache ist auch, dass es einfach noch nicht genug *Transcender* gibt, um diese Aufgabe zu stemmen. Kurz gesagt: Sie brauchen unsere Unterstützung und genau darum geht es in diesem Buch. Allerdings werden wir die *Transcender* nicht nur unterstützen, wir werden selbst zu *Transcendern* werden.

In den bisherigen Kapiteln haben Sie den QE-Prozess kennengelernt und wissen nun, wie man in QE-Gewahrsein lebt und QE-Intention praktiziert. Sie haben selbst erlebt, welch schnelle, einfache, sanfte und kraftvolle Wirkung die Bewusstheit des Eu-Gefühls hat. Sie verfügen nun über ausreichende Kenntnisse, um all Ihre Wünsche zu erfüllen, und können gleichzeitig mühelos für mehr Frieden und Harmonie in Ihrer Welt sorgen. Genau wie Maslows *Transcender* sind Sie zu Fackelträgern geworden, die die Schatten der inneren und äußeren Disharmonie vertreiben. Nun, da Sie das subtile Geheimnis des Eu-Gefühls kennen, kann es Ihnen niemand mehr nehmen.

Städte und Länder, Parteien und Religionsgemeinschaften, Universitäten und Unternehmen haben alle eins gemeinsam: Sie bestehen aus Menschen und spiegeln deren kollektives Denken wider. Auf jeder Ebene des kollektiven menschlichen Daseins gibt es Konflikte. Ganz gleich, wie gut einzelne Initiativen – zur Rettung der Wale, für die Erneuerung der Städte, für Weltfrieden – gemeint sein mögen, jede von ihnen wird irgendwo auf Widerstand stoßen. Konflikte zwischen Menschengruppen sind die unmittelbare Spiegelung der inneren Konflikte jedes Menschen. Keine *Erklärung* des Weltfriedens, ganz gleich, welche Organisation sie verkündet, kann den Frieden in der Welt sichern. Der Weltfrieden wird erst dann Realität werden, wenn die einzelnen Menschen, aus denen unsere Weltgemeinschaft besteht, innerlich mit sich im Frieden sind.

mühungen um den Weltfrieden beginnen mit Hoffnung den in Desillusionierung.

Das liegt nicht daran, dass das Ziel Weltfrieden zu groß oder zu kompliziert zu erreichen wäre. Unsere Bemühungen haben uns vielmehr bislang in die falsche Richtung geführt. Die Lösung ist nicht nur erreichbar, sie ist sogar einfach und macht Spaß. Wir verfügen bereits jetzt über alles, was wir zum Erreichen des Weltfriedens benötigen, und zwar genau hier und jetzt und in jedem Einzelnen von uns. Ich werde Ihnen erklären, wie ich das meine.

Es gibt ein wissenschaftliches Phänomen, das wahren Frieden auf globaler Ebene zu einem realistischen Ziel werden lässt: Wenn die Quadratwurzel aus 1 Prozent einer Population kohärent wird, bewirkt diese Kohärenz eine Phasenverschiebung innerhalb der Gesamtpopulation. Diese Phasenverschiebung hat vollständige Kohärenz der gesamten Population zur Folge. Wenn Sie beispielsweise die Quadratwurzel aus 1 Prozent aller Photonen nehmen und die so ausgewählten Photonen alle auf der gleichen Frequenz schwingen, haben diese einen harmonisierenden Einfluss auf die übrigen, disharmonischen Photonen. Die Quadratwurzel aus 1 Prozent der Photonen einer Glühlampe können die disharmonischen Photonen dazu bringen, auf der gleichen Frequenz zu schwingen, was zu größerer Harmonie, Fokussierung und Kraft führt. Ein anderer Name für solch kohärentes Licht ist Laserlicht. Mit uns Menschen ist es nicht anders: Wenn die Quadratwurzel aus 1 Prozent im Gleichschritt geht, steckt das auch die anderen an.

Jemand wie ein *Transcender*, der in QE-Gewahrsein lebt und das normale Bewusstsein hinter sich gelassen hat, übt einen gewaltigen harmonisierenden Einfluss auf sein Umfeld aus. Wenn zwei oder mehr Menschen zusammenkommen, potenziert sich dieser Einfluss um den Faktor 2. Sind also zwei Menschen in QE-Gewahrsein beisammen, haben sie die harmonisierende Kraft von vier Menschen in QE-Gewahrsein. Vier Menschen, die sich in QE-Gewahrsein treffen, haben den organisierenden Einfluss von 16, 16 Menschen entsprechen dem Äquivalent von 256 Menschen, 265 Menschen dem von 6 400 Menschen und so weiter. Dieses Phänomen lässt sich bei QE-Workshops erleben, wenn Hunderte Menschen ein ganzes Wochenende lang QE-Gewahrsein erleben. Es ist wie ein Fenster in die Zukunft der Menschheit – wenn wir es schaffen, genügend Menschen zu inspirieren, *transcender*-ähnliche Bewohner dieser wunderschönen und reichen Welt zu werden, die die Erde uns bietet.

Aufgrund der potenzierten Wirkung, die Menschen in QE-Bewusstheit auf ihr Umfeld haben, tritt eine Phasenverschiebung bereits bei der Quadratwurzel von 1 Prozent einer Population ein, oder, genauer gesagt: Die Quadratwurzel der Anzahl an Menschen, die in QE-Gewahrsein leben, hat einen positiven Einfluss darauf, wie der Rest der Bevölkerung in einer Stadt lebt, selbst wenn den anderen nicht bewusst ist, dass es unter ihnen *Transcender* gibt. Diese Quadratwurzel ist eine relativ kleine Zahl. In einer Großstadt mit 1 Million Einwohner bilden 10 000 Einwohner 1 Prozent. Die Quadratwurzel hieraus sind 32 Menschen! Es sind also nur 32 Menschen in QE-Gewahrsein erforderlich, um positive, harmonisierende und heilende Wirkung auf eine Stadt mit 1 Million Einwohner zu haben.

Dieses Prinzip wurde von Praktizierenden der Transzendentalen Meditation in den 1960er- und 1970er-Jahren anhand der FBI-Statistiken über Gewaltverbrechen getestet. In 22 Großstädten der USA sank die Verbrechensrate um durchschnittlich 24 Prozent, wenn die Anzahl der Meditierenden, die man hier *Transcendern* gleichsetzen kann, der Quadratwurzel von 1 Prozent der Einwohnerzahl der jeweiligen Stadt entsprach. Wenn wir sofort ein gesünderes, saubereres, produktiveres und liebevolleres Leben für alle Einwohner der USA erschaffen wollten, reichten schon 1 760 *Transcender* aus, wie Sie es sind, die im Eu-Gefühl leben. Damit Friede und Wohlstand in der gesamten Welt Einzug halten, benötigen wir demnach nur rund 8 000 Menschen mit QE-Gewahrsein!

Das wirklich Tolle daran ist, dass Sie sich keine Gedanken um den Weltfrieden machen müssen. Sie müssen nicht einmal daran glauben, dass sich etwas verändert. Sie können so selbstzentriert, oder genauer gesagt: in Ihrem Selbst zentriert sein, wie Sie wollen, und wir werden dennoch alle profitieren. Sie könnten in QE-Gewahrsein in einer Höhle leben und wir restlichen menschlichen Eisenspäne würden beginnen, uns um Ihre Kohärenz herum zu ordnen. Das ist simple Quantenmechanik und die Art und Weise, wie wir Menschen funktionieren sollten.

Genau aus diesem Grund habe ich dieses Buch geschrieben. Worum es hier vorrangig geht, ist nicht der Friede in der Welt, sondern der individuelle Friede. Das bringt das Problem des Weltfriedens auf die persönliche Ebene. Wir müssen nicht Gruppen oder Organisationen beitreten, Pamphlete schreiben oder den Glauben und die Hoffnung fördern, dass der Weltfriede sich eines Tages manifestieren wird. Wir müssen lediglich den Frieden in unserem Inneren finden. Gelingt uns dies, wird der innere Friede ganz von selbst nach außen strahlen und die Welt für den Einfluss des Friedens öffnen.

Selbst wenn Sie bereits zuvor versucht haben, friedvoll zu sein, und es Ihnen nicht gelungen ist, müssen Sie sich keine Sorgen machen. Wir haben hier eine neue Technik, die auf Prinzipien basiert, die so alt sind wie das Bewusstsein selbst. QE und QE-Intention tun ihre Wirkung, wenn *wir* mit dem „Tun" aufhören und in der reinen Bewusstheit des Eu-Gefühls ruhen.

Die Bewusstheit des Eu-Gefühls ist das Höchste! Sie ist das Geburtsrecht jedes menschlichen Wesens auf dieser Erde und sie bahnt sich ihren Weg in die Herzen und die Harmonie der Menschheit. Der Name mag vielleicht fremd klingen, aber die Erfahrung selbst ist so vertraut wie das rhythmische Schlagen Ihres Herzens. Das Eu-Gefühl ist wie ein warmes, einladendes Licht. Sein sanftes, einladendes Leuchten gibt Ihnen das wunderbare Gefühl, dass im Inneren Sicherheit und Behaglichkeit warten. Wiederverbunden mit Ihrem Selbst, seufzen Sie einmal tief und wohlig auf, während der Mantel aus Sorgen der Welt von Ihren Schultern gleitet, ohne dass Sie sich dafür mühen müssen. Sie sind frei. Willkommen zu Hause!

Menschen, die glauben, alles zu wissen, sind ein großes Ärgernis für all jene von uns, die es tatsächlich wissen.

Isaac Asimov

Anhang:
Heilen in drei Schritten

„Wunder geschehen nicht im Widerspruch zur Natur,
sondern nur im Widerspruch zu dem,
was wir über die Natur wissen.“

Augustinus

„Es gibt nur zwei Arten zu leben: indem wir entweder
nichts oder alles als Wunder betrachten.“

Albert Einstein

„Heilen" mit der QE-Methode impliziert in Wirklichkeit die Erkenntnis, dass Sie *nicht* heilen. Sie erzeugen keine positive Energie, die negative Energie überwindet. Sie wenden sich nicht an andere Kräfte oder Rezepturen, die nach Ihrer Pfeife tanzen sollen. Sie stellen eine *Atmosphäre* her, in der Heilung stattfinden kann. Bei der QE-Methode zapfen Sie das *Feld* an, ein besseres Wort fällt mir nicht ein, das *Feld vollkommener Ordnung*. Von dort aus tun Sie nichts und alles wird für Sie getan. Aus reiner Gewohnheit sage ich „Sie heilen" oder „Ich heilte", doch streng genommen stimmt das nicht. Wenn wir uns auf eine Sitzung vorbereiten, benötigen wir, um erfolgreich zu sein, den richtigen „Einfallswinkel". Die Aussage, dass *wir* die Heilung nicht bewerkstelligen, ist für mich weder ein Standpunkt noch eine Philosophie. Es ist eine einfache Tatsache, die sich aus der Beobachtung ergibt. Die heilende Präsenz ist keine fremde Kraft, die sich außerhalb von Ihnen befindet, sondern

Ihre ureigene Essenz, reine Bewusstheit; nicht mehr und nicht weniger.

> **Wenn wir die QE-Methode anwenden, zapfen wir das Feld vollkommener Ordnung an.**

Sie werden erstaunt sein über die Kraft und Wirkung, die Ihrem Bewusstsein innewohnen. Doch Sie sollten wissen, dass Sie diese Kraft nicht *besitzen*. Sie *sind* diese Kraft. Bald werden Sie das selbst erleben. Sie werden über die Grenzen hinweggleiten, die Sie in den vergangenen Jahrzehnten minutiös aufgebaut haben, um Ihr kleines Ich zu definieren. Diese Grenzen haben Ihr Bewusstsein auf Gedanken und Dinge begrenzt, die alle dazu dienten, Ihre Vorstellung vom „Ich" zu stärken. All das werden Sie beiseitelegen, wenn Sie die *Quantum-Entrainment-*Methode das erste Mal erleben.

> **Sie werden erstaunt sein über die Kraft und Wirkung, die Ihrem Bewusstsein innewohnen. Doch Sie sollten wissen, dass Sie diese Kraft nicht *besitzen*. Sie *sind* diese Kraft.**

Lassen Sie uns nun die Ärmel hochkrempeln und uns auf eine QE-Sitzung vorbereiten. Fangen wir mit etwas Leichtem an. Angenommen, ein Freund bat Sie, ihm bei Schmerzen in seiner linken Schulter sowie bei Muskelverspannungen im oberen Rücken und Nacken zu helfen. Bei der QE-Methode ist es nicht wichtig, die Ursache der Beschwerden zu kennen. Die Heilung findet automatisch auf der kausalen Ebene statt. Als Impulsgeber müssen Sie nur wissen, was sich Ihr Freund wünscht. Ganz offensichtlich sucht er eine Linderung seiner Schulterschmerzen und Muskelverspannungen. Das lässt sich schlussfolgern. Und das ist auch Ihre Intention. Die formulierte Intention könnte in diesem Fall lauten: *Frei von Schmerzen in der linken Schulter und von Verspannungen im oberen Rücken und Nacken.*

Erkennen Sie hierbei die „drei Ps" der Intention: präsent, präzise und positiv? Sehen Sie, wie einfach das mit der Intention ist? Mehr brauchen Sie nicht.

Lassen Sie, bevor Sie beginnen, Ihren Partner seine Schulter so bewegen, dass er den Schmerz, den er loswerden will, auslöst. Lassen Sie sich zeigen, wie eingeschränkt sein Bewegungsradius ist und wie diese Beschwerden sich auf seinen Körper auswirken. Dann soll er die Intensität seines Problems auf einer Skala zwischen 1 und 10 einstufen, wobei 10 „unerträglich" bedeutet. Notieren Sie sich diese Zahl. Gewöhnen Sie sich an, sie vor und nach der Sitzung abzufragen. So erhalten Sie wertvolles Feedback, besonders anfangs, wenn Sie mit der QE-Methode noch nicht ganz vertraut sind. Wenn Sie Arzt sind, können Sie die gleichen Tests wie üblich einsetzen: Ein Chiropraktiker etwa könnte orthopädische und neurologische Tests durchführen, Tasten oder sogar Röntgen, um das Problem objektiv zu ermitteln und um eine Besserung festzustellen.

> Gewöhnen Sie sich an, vor und nach der QE-Sitzung die Intensität des Problems abzufragen.

Nehmen Sie sich einige Sekunden Zeit, um die Absicht in Ihrem Kopf klar zu formulieren. In unserem Fall arbeiten wir mit der Intention: „Frei von Schmerzen in der linken Schulter und Verspannungen im oberen Rücken und Nacken". Sie brauchen die Intention nur einmal klar zu denken. Das reine Bewusstsein ist nicht taub. Es weiß, was Sie wollen. Jetzt können Sie anfangen.

Dreiecksverbindung:
Die drei Schritte der QE™-Methode

Es dürfte Ihnen leicht fallen, an Schulter, oberem Rücken oder Nacken Ihres Empfängers einen Muskel zu finden, der verspannt ist oder bei Berührung schmerzt. Legen Sie die Fingerspitze Ihres Zeigefingers (Kontakt A) auf einen verspannten Muskel. Drücken Sie fest (aber vorsichtig), damit Sie spüren, wie hart oder fest der Muskel ist. Dann sollte der Druck nachlassen und Ihr Finger ruht leicht auf dem verspannten Muskel. Platzieren Sie nun Ihren anderen Zeigefinger (Kontakt B) auf irgendeinen anderen Muskel. Dieser muss nicht so angespannt oder berührungsempfindlich sein. Legen Sie Ihren Finger einfach auf einen beliebigen Muskel.

Richten Sie nun Ihre ganze Aufmerksamkeit auf Ihren ersten Finger (Kontakt A) und nehmen Sie sehr genau wahr, was Sie fühlen. Nehmen Sie sich Zeit, um auf die Wärme zu achten,

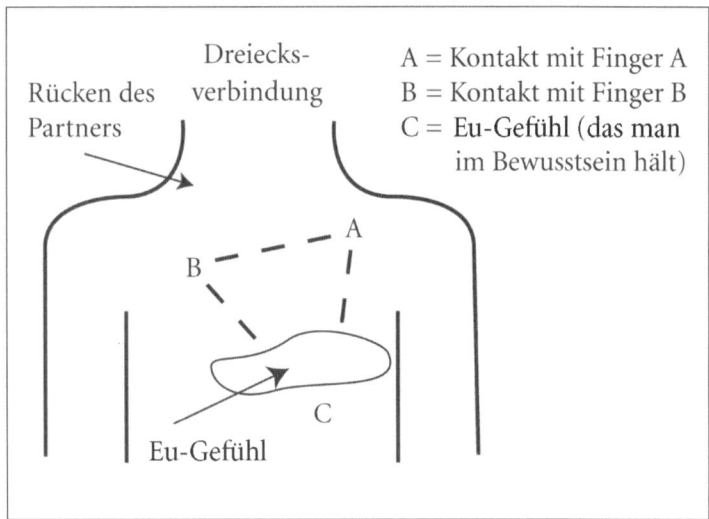

Abbildung 5: Dreiecksverbindung

die vom Muskel ausgeht und die Sie mit Ihrem Finger wahrnehmen, und achten Sie gleichzeitig auf die Beschaffenheit der Haut oder Kleidung, die Festigkeit des Muskels, die sie unter Ihrem Finger spüren usw. Nehmen Sie alles an der Kontaktstelle zwischen Finger und Muskel sehr bewusst wahr.

Konzentrieren Sie sich als Nächstes auf die Fingerspitze des anderen Zeigefingers (Kontakt B), genau so wie bei Kontakt A. Und werden Sie sich nun bewusst, wie beide Finger sich *gleichzeitig* anfühlen. Bleiben Sie mit Ihrem Bewusstsein einige Sekunden dabei. Während Sie Ihre Aufmerksamkeit immer noch gleichzeitig auf beide Finger richten, werden Sie noch einen anderen Teil Ihrer selbst bemerken, der den ganzen stattfindenden Prozess nur *beobachtet*. Sie sind sich, Ihr Bewusstsein ist sich beider Finger bewusst. Bislang sind Sie der beiden Kontakte gewahr *und* Sie sind sich bewusst, dass Sie ihrer *gleichzeitig* gewahr sind. Es spielt keine Rolle, ob Sie sich dieses Phänomens bewusst sind oder nicht, es geschieht von selbst, mühelos.

Tun Sie nichts, während Sie die beiden Punkte in Ihrem erweiterten Bewusstsein halten. So ist es richtig, achten Sie einfach darauf, was Sie in Ihren beiden Fingerspitzen wahrnehmen, das ist alles. Wenn Sie Ihre Aufmerksamkeit gleichzeitig auf Ihre beiden Fingerspitzen und auf nichts anderes richten, werden Sie bald ein Gefühl von Ruhe oder Stille oder sogar Frieden empfinden. Das ist ein Eu-Gefühl, das Ihr erweitertes Bewusstsein ausgelöst hat. Werden Sie sich an diesem Punkt Ihres Eu-Gefühls bewusst, während Sie weiterhin Ihr Gewahrsein auf Kontakt A und B richten.

Sie haben nun drei Punkte in Ihrem Bewusstsein: Kontakt A, Kontakt B und Ihr Eu-Gefühl™. Diese drei Punkte im Bewusstsein zu halten, bezeichnet man als „Dreiecksverbindung" (Triangulation). Bleiben Sie sich weiterhin der drei Punkte bewusst, bis Sie eine Veränderung im Körper Ihres Partners spüren, besonders in seinen Muskeln. (Wenn Sie die QE™-Methode erst zu lernen beginnen, kann das einige Minuten dauern.) Beispielsweise können die Muskeln unter Ihren Fingern weicher werden oder die Anspannung kann sich lösen. Es könnte sich so anfühlen, als würden sich Ihre Finger in die Muskeln hinein entspannen oder auflösen. Vielleicht entspannt sich Ihr Partner auch insgesamt. Seine Schultern könnten lockerer werden oder er könnte seufzen oder tiefer atmen. Wenn Sie stehen, fällt Ihnen vielleicht auf, dass Ihr Partner leicht schwankt oder leicht in die Knie gegangen ist.

All diese Veränderungen zeigen an, dass der Körper Ihres Partners sich heilt. Er organisiert sich neu, um den „regelwidrigen" Schmerz oder die unphysiologische Spannung aufzulösen. Sobald Sie diese Anzeichen wahrnehmen, richten Sie Ihre Aufmerksamkeit noch etwas länger auf die zwei Kontaktpunkte und das Eu-Gefühl. Nehmen Sie dann Ihre Finger weg. Glückwunsch, Sie haben soeben Ihre erste QE-Sitzung abgeschlossen! Mit nur zwei Fingern und Ihrem Eu-Gefühl haben Sie das Leiden Ihres Partners aufgelöst!

Und was macht Ihr Gegenüber während der Heilsitzung? Absolut nichts. Oft fragen mich die Empfänger, ob sie sich entspannen, meditieren oder ihre eigene Absicht wiederholen sollen. Sie sollten jedoch einfach nichts tun und vor allem auf keinerlei Art versuchen, Ihnen zu helfen. Denn damit können sie nur Ihr Tun beeinträchtigen oder ihm entgegenwirken. Und zwar aus folgendem Grund: Der Verstand Ihrer Empfänger ist mit anderen Aufgaben beschäftigt und weniger offen für den heilenden Einfluss, den die QE-Methode hervorruft. Ein Verstand im Zustand der Neutralität wird ganz von selbst und mühelos in die Heilwasser des reinen Bewusstseins eintauchen.

Machen Sie es Ihren Empfängern bequem. Wenn sie mögen, können sie ihre Augen schließen, doch mehr Vorbereitung braucht es nicht. Wollen sie Sie irgendwie unterstützen, dann teilen Sie ihnen einfach mit, dass sie am besten ihren Verstand schweifen lassen sollen, wohin er will. Die QE-Methode funktioniert unter den schwierigsten Bedingungen gut. Eventuell empfindet Ihr Gegenüber starke körperliche oder emotionale Schmerzen. Vielleicht praktizieren Sie die Methode auch einmal in einer Notaufnahme, einem überfüllten Einkaufszentrum oder einer anderen chaotischen Umgebung – Heilung findet auch dort statt. Glauben Sie nicht, diese Umstände würden Sie einschränken. Doch wenn man die Wahl hat, ist eine ruhige Umgebung mit einem Partner, der dazu bereit ist, immer vorzuziehen.

Eine QE™-Sitzung im Schnelldurchlauf

– Ihr Gegenüber beschreibt seinen Schmerz.
– Machen Sie den Vortest.
– Denken Sie an Ihre Absicht.
– Werden Sie sich des Kontaktes A bewusst (harter oder schmerzender Muskel).
– Werden Sie des Kontaktes B gewahr (beliebiger Muskel).
– Werden Sie sich der Punkte A und B gleichzeitig bewusst.
– Warten Sie auf das Eu-Gefühl.
– Halten Sie A, B und das Eu-Gefühl gleichzeitig in Ihrem Bewusstsein.
– Der Muskel unter Kontaktpunkt A entspannt sich (oder andere Entspannungszeichen).
– Machen Sie den Nachtest.

[Dieser Anhang wurde mit kleinen Veränderungen übernommen aus: Frank Kinslow: *Quantenheilung*, Kirchzarten: VAK, 14. Auflage 2011. Anm. d. Verlags]

Begriffserklärungen

Ego – Der Verlust des Gewahrseins des Eu-Gefühls führt zur Illusion der Individualität. Das Ego ist die Kontrollinstanz des unbewussten Geistes. Geboren wird es aus der Angst, die ihm Grundlage und Nahrung ist. Es möchte *ganz* sein und mit dem Eu-Gefühl verschmelzen, doch es fürchtet, vom Selbst einverleibt zu werden. Das Ego versucht auszuschalten, was es nicht kontrollieren kann. Es hat das Gefühl, wenn es alles kontrollieren würde, könnte es *ganz* sein. Es ist die Hauptursache des Leidens. Zeit, Angst und Ego sind letztlich ein und dasselbe. Das Ego ist eine Illusion. QE-Gewahrsein schaltet den zerstörerischen Einfluss des Ego auf den Geist aus, und zwar nicht, indem es das Ego zerstört, sondern indem es dieses unendlich erweitert.

Eu-Gefühl™ – Eu-Gefühl ist Wahrnehmung von Ganzheit, das erste zarte Aufflackern von Bewusstheit im Geist, der natürliche, ursprüngliche Zustand der menschlichen Bewusstheit. Das Eu-Gefühl ist zeitlos und kann nicht sterben. Der Geist erkennt das Eu-Gefühl als reinen Frieden, Stille, Freude, als Mitgefühl, Liebe, Glückseligkeit usw. Es ist die Linse des Filmprojektors, durch die das Licht der reinen Bewusstheit den Film unseres Lebens kreiert. Es ist die Grundlage für QE-Gewahrsein. Eu-Gefühl und Selbst sind Synonyme.

Irrtum des Ego – Die falsche Vorstellung, dass das Ego die Leere, die durch seine Trennung vom Eu-Gefühl entstanden ist, durch materielle Dinge, mentale Konzepte und das Spiel der Gefühle füllen könne. Es ist die Bewegung des Geistes nach außen, weg vom Eu-Gefühl.

Normales Bewusstsein – Bewusstsein, das des Selbst, des Eu-Gefühls *nicht gewahr* ist. Normales Bewusstsein ist den Ängsten und Vorurteilen des Ego unterworfen und im Allgemeinen destruktiv, selbst bei positiven Absichten. Im Zustand des normalen Bewusstseins haben wir das Gefühl, Urheber unserer Handlungen und Schöpfer unserer Gedanken und sonstiger Dinge zu sein. Dieses „normale" Bewusstsein ist die vorherrschende Form des Bewusstseins in der Welt – es ist der Gegenpol von QE-Gewahrsein.

QE-Gewahrsein – Handeln, während man gleichzeitig des EU-Gefühls gewahr ist. Es ist Gewahrsein jenseits der Grenzen von Ursache und Wirkung, frei von Angst und Disharmonie. Man wird zum Beobachter, während die Schöpfung sich entfaltet. Das Gegenteil von normalem Bewusstsein.

QE-Intention™ – Die mühelose Erfüllung von Wünschen, während man im Gewahrsein des Eu-Gefühls ruht. Löst emotionale Disharmonie und das Anhaften an Wünschen sofort auf, während gleichzeitig die Kräfte der Schöpfung rund um die Erfüllung des Wunsches auf der materiellen Ebene organisiert werden. Erfüllung des tiefsten Urverlangens nach der Rückverbindung mit dem inneren Selbst und nach Angstfreiheit. Verlangen ohne Ego. Gibt stets mehr als erbeten. Erschafft aus der perfekten Harmonie heraus. Kann nicht im Gegensatz zu den grundlegenden schöpferischen Kräften stehen. Kann keinen Schaden anrichten.

Quantum Entrainment® (QE) – Der mühelose Prozess des Überführens des normalen Bewusstseins in die reine Bewusstheit und seine anschließende Verankerung im Eu-Gefühl. QE ist erfolgreich, wenn es sich in der reinen Bewusstheit auflöst.

Reine Bewusstheit – Die Bewusstheit dessen, was unveränderlich ist und weder Anfang noch Ende hat. Bewusstheit des Nichts. Der Zustand der Abwesenheit von Gedanken, die Lücke. Während sie da ist, ist man der reinen Bewusstheit nicht gewahr. Sie bewegt sich jenseits von Energie und Form. Jedes erschaffene Ding ist die reglose, nicht existierende Illusion reiner Bewusstheit.

Reines Eu-Gefühl™ – Die Wahrnehmung des Eu-Gefühls, bevor es im Geist Form annimmt. Die Erfahrung des Gewahrseins der reinen Bewusstheit, während der man gewahr bleibt – keine Gedanken, keine Gefühle, aber dennoch gewahr. Der Zustand, in dem Wunder entstehen. Leibhaftige, spontane Materialisierungen wie *Fische und Brot*, heilige Asche, sofortige Heilung von Krankheiten. Der reinste Zustand individuellen Bewusstseins.

Selbst – Siehe Eu-Gefühl™.

Über den Autor

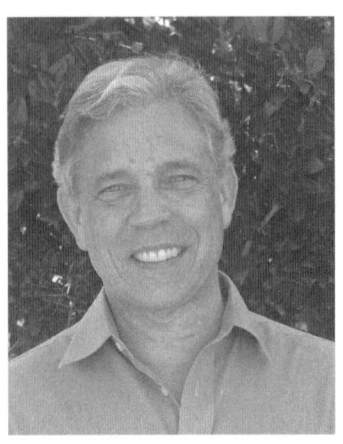 Frank Kinslow ist Doktor der Chiropraktik, DC (*Life Chiropractic College*) und war lange Zeit auch als Lehrer für Gehörlose tätig. Er hat den Quantum-Entrainment®-Prozess (QE™) entwickelt, eine fundierte, replizierbare Methode, die schnelle Heilung fördert. Frank Kinslow ist inzwischen Autor mehrerer Bestseller, darunter die Bücher *Quantenheilung, Quantenheilung erleben* und *Suche nichts – finde alles!* Er moderiert eine wöchentliche, international ausgestrahlte Radiosendung bei *Hay House Radio*, in der Hörer ihm live Fragen stellen können. Frank Kinslow hält weltweit Vorträge und Seminare zu den lebensverändernden Wirkungen von QE™. Er lebt mit seiner Frau Martina in Sarasota, Florida.

Bei VAK sind von Frank Kinslow bisher erschienen:

Bücher:

Quantenheilung. Wirkt sofort – und jeder kann es lernen (2009)

Quantenheilung erleben. Wie die Methode konkret funktioniert – in jeder Situation (2010)

Suche nichts – finde alles! Wie Ihre tiefste Sehnsucht sich erfüllt (2010)

Hörbücher/Übungs-CDs:

Quantenheilung – das Hörbuch (3 Audio-CDs, 2009)

Quantenheilung – Meditationen und Übungen (2 Audio-CDs, 2009)

Quantenheilung im Alltag 1: Übungen für Gesundheit, Freizeit und Finanzen (2 Audio-CDs)

Quantenheilung im Alltag 2: Übungen für Partnerschaft, Familie und Kommunikation (2 Audio-CDs)

DVD:

Quantenheilung LIVE (Originalvortag vom 4. Internationalen BLEEP-Kongress, mit konsekutiver deutscher Übersetzung; Einführung in die Quantenheilung mit Übungen zum Mitmachen)

Kalender:

Quantenheilung-Taschenkalender 2012

Weitere Informationen in deutscher Sprache:

Seminare mit Frank Kinslow

Frank Kinslow ist weltweit der einzige Lehrer für die von ihm begründete Methode Quantum Entrainment® / Quantenheilung und unterrichtet dieselbe regelmäßig auch in Deutschland. (Aktuelle Seminartermine im deutschsprachigen Raum unter www.quantenheilung.info)

Das offizielle deutschsprachige Forum …

für Quantenheilung / Quantum Entrainment®, autorisiert von Frank Kinslow, finden Sie unter den Internetadressen www.quantenheilung-forum.de und www.quantumentrainment-forum.de. Dort können Sie sich mit anderen Lesern, mit Hilfe Suchenden und Anwendern der Methode austauschen.

Das Internetportal www.quantenheilung.info

… für Quantenheilung / Quantum Entrainment® bietet Neuigkeiten, Interviews, Artikel von Frank Kinslow, 2 kostenlose Übungs-Downloads und die Veranstaltungstermine im deutschsprachigen Raum mit Frank Kinslow. Dort können Sie auch den VAK-Newsletter bestellen, der regelmäßig interessante redaktionelle Beiträge liefert und auch über neue Bücher und Seminare zur Quantenheilung informiert.

Kontaktinfos zu den Quantum Entrainment® Practitioners

Erstmals fand 2010 eine Ausbildung zum Quantum Entrainment® Practitioner in Kirchzarten statt. Wenn Sie einen zertifizierten Quantum Entrainment® Practitioner suchen, finden Sie die Absolventen der Ausbildung auf www.quantenheilung.info. Dort können Sie sich unter der Kategorie *Practitioner* die Anwender aus Ihrem Postleitzahlengebiet herunterladen.

Weitere Informationen in englischer Sprache:

- Die Bücher, CDs und weitere Beiträge rund um Quantum Entrainment® finden Sie auf der Website: www.quantum-entrainment.com. Dort können Sie auch Kontakt mit dem Autor aufnehmen oder ihm eine E-Mail (in englischer Sprache) schreiben an: info@QuantumEntrainment.com

- Die Radiosendung mit Frank Kinslow bei *Hay House Radio* finden Sie hier: www.HayHouseRadio.com

Auf der Website von Frank Kinslow (www.quantumentrain-ment.com) finden Sie außerdem:

- die Kontaktadressen zertifizierter Quantum Entrainment® Practitioner,

- den englischsprachigen Newsletter *QE™ Quill*,

- kostenlose Downloads,

- das Quantum Entrainment® Forum zum Austausch von Lesern, Hilfe Suchenden und Anwendern der Methode.

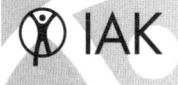

IAK GmbH – Forum International
Eschbachstraße 5 · D-79199 Kirchzarten
Tel. +49(0)76 61-98 71-0 · Fax+49(0)76 61-98 71-49
info@iak-freiburg.de · www.iak-freiburg.de

Das **IAK – Forum International** veranstaltet laufend Kurse in Kinesiologie, Kraniosakral-Therapie, manueller Körperarbeit, energetischer Psychologie, Kurse zu Ernährung, Schüßlersalzen, Blütentherapie u.v.a.m. Seit 1982 haben wir uns als internationale Begegnungsstätte für praktische und innovative Methoden etabliert.

Das *Neue Denken* hat in letzter Zeit das Bewusstsein vieler Menschen für eine neue Weltsicht und Lebensführung geöffnet. Auf dieser Grundlage wurden faszinierende Methoden entwickelt: Frank Kinslows *Quantum Entrainment®*, Richard Bartletts *Matrix Energetics*, die *HerzIntelligenz®-Methode* und weitere Entwicklungen, die wir Ihnen in unserem Seminarzentrum vorstellen.

Mehr Informationen finden Sie unter: **www.iak-freiburg.de**. Gerne schicken wir Ihnen unser Kursprogramm zu.

Bestellen Sie unsere kostenlosen Kataloge unter: www.vakverlag.de

Frank Kinslow:
Quantenheilung LIVE
mit konsekutiver deutscher Übersetzung
Leseprobe unter: www.vakverlag.de

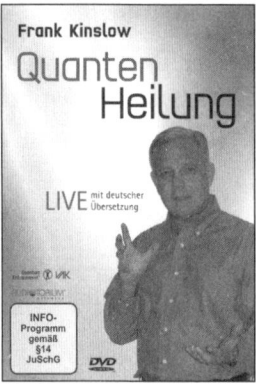

Frank Kinslow führt in seinem Originalvortrag vom BLEEP-Kongress anschaulich in die von ihm entwickelte Quantum-Entrainment®-Methode ein. Der charismatische Begründer der Quantenheilung und einzige Lehrer der Methode lässt das Publikum auch einige Übungen mitmachen und Quantum Entrainment® selbst erleben. Mit dieser DVD kann jeder lernen, leicht in den heilsamen Zustand des reinen Gewahrseins zu gelangen und QE in seinen Alltag zu integrieren. Ein idealer Einstieg in die Methode und eine sehr persönliche Ergänzung zu den Quantenheilungsbüchern und -CDs!
DVD, 81 Minuten Laufzeit mit deutscher Übersetzung
G-TIN: 40-34115-20071-6

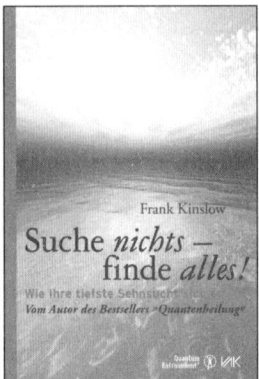

Frank Kinslow:
Suche nichts – finde alles!
Wie Ihre tiefste Sehnsucht sich erfüllt

Innerer Friede, nicht flüchtiges Glücksgefühl, bringt uns die Erfüllung unserer tiefsten Sehnsüchte. Aus persönlichen Erlebnissen und humorvollen Geschichten, aus Reflexionen und Selbsterfahrungsübungen hat Frank Kinslow einen „Reiseführer" durch die Landschaft unseres Lebens zusammengestellt. Inneren Frieden zu finden, dazu bedarf es der Veränderung unserer Wahrnehmung: die Welt mit neuen Augen sehen und das, was ist, vollständig annehmen. Ein ebenso praktisch-konkreter wie philosophisch fundierter Wegweiser zu erfülltem Leben!

288 Seiten, Hardcover (15 x 21,5 cm)
ISBN 978-3-86731-073-4

Frank Kinslow:
Quantenheilung Taschenkalender 2012
mit 12 neuen Übungen
Leseprobe unter: www.vakverlag.de

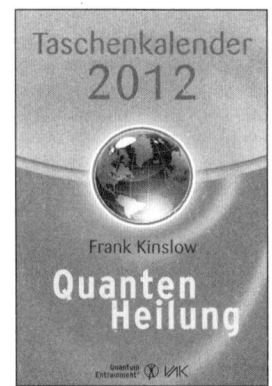

Auch für das Jahr 2012 gibt es den praktischen Taschenkalender für alle, die die QE™-Methode in ihr tägliches Leben integrieren wollen. Das Besondere: Der Kalender enthält 12 brandneue und leicht nachvollziehbare Übungsanleitungen von Frank Kinslow. Das Motto „vom Ich zum Wir" durchzieht diese neuen Übungen, mit deren Hilfe man QE nicht nur für die eigenen Probleme nutzen kann, sondern auch für die Umwelt und seine Mitmenschen weltweit. Ein idealer Begleiter für jeden Tag und natürlich eine exzellente Geschenkidee.

158 Seiten, vierfarbig, Flexocover (10 x 15,5 cm)
ISBN 978-3-86731-089-5

Abonnieren Sie unseren Newsletter (gratis) unter: www.vakverlag.de